湛庐 CHEERS

与最聪明的人共同进化

HERE COMES EVERYBODY

U0340476

ADHD2.0

ADHD
必读系列

分心不是一种缺陷
而是一种特质

[美] 爱德华·哈洛韦尔
Edward M. Hallowell
约翰·瑞迪
John J. Ratey

著

分心的优势

ADHD领域权威脑科学家
联手哈佛好医生
帮助分心者聚焦优势重获希望
让生活逆风起航

译 刘小溪

浙江教育出版社·杭州

测一测

你了解 ADHD 的真相吗?

扫码鉴别正版图书
获取您的专属福利

扫码获取全部测试题及答
案,了解孩子分心问题的
根源及解决方法。

- 分心是因为孩子懒惰、管教不足所致吗?

  A. 是

  B. 不是

- 运动可以改善分心的问题,这是真的吗?

  A. 是

  B. 不是

- ADHD 最主要的症状有哪些?

  A. 注意障碍

  B. 多动

  C. 冲动

  D. 以上都是

没有一模一样的大脑，
也没有完美的大脑，
每个人的大脑都是独一无二的。

——

爱德华·哈洛韦尔
写给 5 岁的女儿

点燃你内心的创造力火焰

我的梦想就要实现了。仅仅是写下这几个字，就令我兴奋得喘不过气来。几十年来，我一直梦想着把我所掌握的 ADHD 相关知识传递给中国读者，想让大洋彼岸的人们也能认识到 ADHD 潜在的强大力量。

ADHD 是注意缺陷多动障碍的缩写，这种病被大众误解了很多年。误解恰恰来源于这个名字。我就患有 ADHD，但是相信我，我没有注意力不足的问题。我们这些患有 ADHD 的人根本不是注意力不足，恰恰相反，我们是注意力过剩。我们面临的挑战一直都是如何控制注意力。自从 1981 年我第一次了解 ADHD 以来，我的工作就是向大众解释它的真相，不仅讨论它可能导致的问题，更重要的是向大众揭示 ADHD 的特殊之处。

例如，被广泛用来诊断新型冠状病毒的 PCR 测试，它的发明者凯里·穆利斯（Kary Mullis）就患有 ADHD。他因 PCR 获得了 1993 年诺贝尔化学奖。捷蓝航空公司的创始人戴维·尼尔曼（David Neeleman）也患有 ADHD，他就将自己的创业天赋归功于 ADHD。2016 年里约奥运会的铅球金牌得主米歇尔·卡特（Michelle Carter）同时患有 ADHD 和阅读障碍。

我也患有 ADHD 和阅读障碍，但我仍然过上了很好的生活。虽然两者都给我带来了一些困扰，但我不仅没被打倒，还应对得很好。我以优异的成绩毕业于哈佛大学，同时主修英语和医学预科，后来成为一名医生和学习差异方面的专家。我还撰写了 23 本书，探讨了包括 ADHD 在内的多个主题。

我说这些的目的是从一开始就告诉你，患有 ADHD 不等于你的一生就要与焦虑、担心、伤痛为伴。它确实会给你的生活带来无数麻烦，但是，这并不是一种必然！如果你能学会与它相处，你也可以生活得很好。事实上，如果你能和 ADHD 和平共处，它甚至能助你取得高水平的成就。凯里·穆利斯、戴维·尼尔曼、米歇尔·卡特，以及其他数以万计的成功人士的人生经验就是最有力的证明。

因此，我很荣幸，能够将我所掌握的知识和最新的信息传递给中国读者，特别是中国的孩子。正如我开头所说，这是梦想成真的感觉。

我有三个孩子，我知道抚养孩子不是有爱就够了。我知道为他们担心意味着什么，我知道需要帮助的感觉。希望我的书会给你需要的帮助。

有些孩子天生具有与众不同的学习基因，他们有无边的创造力、好奇心和想象力。这样的人几百年前就有了，只不过那时我们还不知道ADHD或阅读障碍的存在。

然而，那个时代的人们在评价这样的孩子时，几乎都是在谴责。人们斥责他们缺乏纪律性、懒惰、破坏性强、愚蠢，他们被视为社会的污点。仅仅因为这些孩子不能顺从大人，他们就被忽视、遗忘、虐待甚至折磨。

如果你像我一样热爱生活、热爱孩子，那么读到这些描述时，你会无比痛苦。幸运的是，现在无数善良的人学会运用科学知识来拯救这些孩子。事实证明，他们不仅没有那么糟糕，而且还拥有巨大的天赋。

从20世纪开始，患有ADHD的孩子的行为总是招致道德层面的污名，人们认为羞辱、嘲笑和体罚是对这种行为最有效的干预措施。对患有ADHD的孩子来说，那是一段黑暗历史。最终，科学的进步带来了曙光。科学照亮的最重要的一个领域就是大脑，特别是在儿童如何学习、如何表现，以及人的情绪从何而来这些方面，我们的认知取得了巨大进展。

相比100年前，甚至50年前，我们在养育孩子这件事上已经幸运很多了。我们现在彻底明白而不仅仅是相信，形容一个人愚蠢或聪明是毫无意义的，你需要表述的是他"在什么方面愚蠢"和"在什么方面聪明"。

我在女儿 7 岁（她现在 33 岁了）时为她写过一个儿童故事，在故事中我总结了神经科学的进步：

> 没有两个一模一样的大脑，
>
> 也没有完美的大脑，
>
> 每个大脑都能找到自己独特的运行方式。

这就是事实。教育的目的是帮助每个孩子发现他有什么样的大脑，找到它"独特的运行方式"。

每个孩子都有天赋。这些天赋就像未拆开的礼物，要靠父母、老师、教练、医生、长辈、亲戚，甚至整个社区及国家的帮助才能一一打开。只有这样，孩子在长大后，才知道他们拥有什么礼物，以及如何利用它们来发挥自己的优势，改善所处的环境，创造一个更好的世界。

很荣幸湛庐将我的四本书作为一个系列推出。这一系列主要从如何发现你和孩子的天赋展开，我还给出了在生活中应对分心的所有建议。

据我了解，中国约有 2500 万儿童患有 ADHD，至少还有 2.5 亿成年人也患有这种疾病。这些成人也完全可以像孩子那样，从学习找到天赋的过程中有所收获。

这一系列的第一本《分心不是我的错》于 1994 年问世。在该书出版之前，很少有人听说过注意缺陷。当时只叫"注意缺陷"，后来才加上"多动"。

在之后的 10 年里，这个领域迅速发展，我掌握了足够的新知识来写一本新书。所以 2005 年这一系列的第二本《写给分心者的生活指南》出版了。

之后，由于越来越多的父母向我寻求指导，想让我帮助他们学习方式各异的孩子发挥最大潜力，我又写了第三本《分心的孩子这样教》。

这一系列的第四本《分心的优势》，综合了目前最有效果的各种治疗策略，希望能够真正帮助分心者聚焦自身优势，找到自己的用武之地。

现在，我要简单说明一下 ADD（注意缺陷障碍）与 ADHD（注意缺陷多动障碍）的区别。ADHD 是现在普遍认可和使用的正式名称。当医学界把"多动"加进去后，就诊断而言，ADD 就不存在了。然而，各个年龄段的数百万人都有注意缺陷，尤其是女性，但她们不多动，主要是注意力不集中。我们现在只能用"以注意障碍为主型的 ADHD"来形容有注意力不集中的症状但不具有多动或冲动症状的人，用"混合型ADHD"来形容既有注意力不集中的症状又有多动或冲动症状的人。

说到 ADHD 的定义，在美国，90% 的人都认为他们对 ADHD 很了解。其实不然。我想用一个比喻来说明它。一个人患有 ADHD 就像有一个法拉利赛车般的大脑，却配备了自行车的刹车片。它有一个非常强大的引擎，可以跑得很快，但是很难减速或停下来。拥有一辆刹车不良的法拉利是很危险的，但这就是患有 ADHD 的孩子以及他们的家人每天面对的情况。

作为一个发现天赋的专业人士，我的工作是帮助患有 ADHD 的人强化他们的刹车系统。我在"分心系列"中描述了我使用的许多技巧。

其中一个技巧基于哈佛大学的一项研究：小脑在调节多动症方面的

作用。我们一直都知道小脑是帮助控制身体的平衡和协调的，但在哈佛大学这项研究出现之前，我们不知道小脑也参与了认知和情绪调节。经过研究，我们兴奋地发现，ADHD 患者通过做平衡练习来刺激小脑，症状得到了明显改善，他们更专注了，组织性和情绪控制力也得到了提升。

思欣跃儿童优脑（Cogleap）的创始人及首席执行官杰克·陈（Jack Chen）是医疗保健领域技术创新的引领者，他开发了一套基于平衡和小脑刺激的 ADHD 疗法。这种疗法不使用药物，而是依靠教育、辅导和有针对性的身体锻炼来帮助患者提高注意力、加强执行功能和维持情绪稳定。

借助技巧和练习，患有 ADHD 的儿童或成年人强化了大脑的刹车系统，也能更好地利用自己隐藏的天赋。

这些天赋通常包括创造力、独创性、创业精神、丰富的想象力和敏锐的观察力。分心者完全能成为一个有远见的人、一个预言家或一个敏锐的医生。他们从不放弃，天生慷慨大度。这些才能和天赋没有一个是可以买得到或轻易教育出来的。患有 ADHD 的人很幸运，他们生来就有这些天赋。

这些天赋对中国的孩子来说尤为特殊，因为中国的教育体系擅长培养能够严格遵守指令，按照老师要求做的学生，但他们在创造力和原创性思维方面可能会有所不足。能把"分心系列"带到中国，我的一个梦想就实现了。如果我的书能够帮助中国孩子以及成年人，让他们每天都有新想法、提出创造性问题、开辟新天地、允许自己犯错，我将会有巨大的成就感。

　　我很高兴看到中国孩子开始接受一种新的教育模式——游戏式的教育。我在"分心系列"中都提到了游戏，但是我所说的游戏并不是大多数人以为的意思，也不是课间休息时的游戏或放学后的玩耍。

　　我说的游戏是指人类思维进行的高级活动，是任何点燃想象力的活动，任何涉及发明、创新、进入未知领域的活动。游戏是只有人类能做的事情，至少目前连人工智能也无法企及。

　　在"分心系列"中，你会发现人类思维的神奇之处，了解如何点燃和利用你或你的孩子体内的创造力火焰。你也会看到一个患有 ADHD 的成人的世界就像孩子一样丰富。正是因为这些才华横溢的人带来的无限可能性，我们的世界才变得越来越好。

　　最后，我要感谢湛庐的编辑团队，也感谢我的朋友和合作伙伴杰克·陈。我还要感谢 5 年前我在上海演讲时热情的听众，感谢他们教会我的一切。希望我的"分心系列"能给中国读者带来一点回报。

珍视分心这份独特的礼物

　　我和约翰·瑞迪在 1994 年合写了《分心不是我的错》（*Driven to Distraction*），这本书向公众介绍了一种当时大多数人闻所未闻或者知之甚少的综合征：注意缺陷障碍（Attention Deficit Disorder，ADD）。因为我们两人都患有 ADD，所以能够将这种综合征由内而外详细地描述出来，我们不仅能为读者呈现各种症状的具体表现，还能介绍与这些症状朝夕相处的真实感受。我们俩同时也是在这一领域工作多年的精神病学家，根据掌握的信息和研究成果，我们合作完成了 7 本著作，内容大致包括 ADD 的评估和诊断、如何养育患有 ADD 的小孩儿、怎样和 ADD 患者过好婚姻生活，以及 ADD 患者的治疗方法。

现在距离我们第一次合作著书已经超过 25 年的时间，在撰写本书时，很多方面都发生了翻天覆地的变化。不仅大多数人都听说过 ADD，而且几乎每个人都知道有人在和 ADD 顽强斗争，这个人可能是同学、同事、配偶，也可能就是自己。老师和学校的管理人员也一直在密切地关注学生是否有这方面的情况，因为一个患有 ADD 但未被诊断的孩子可能无法发挥自身应有的潜力，被诊断但没有得到适当治疗的孩子也是如此，哪怕是在人数最少的班级，他们也能把全班弄得乱作一团。"ADD"这一术语现在也常用于半去污名化的轻松调侃，比如人们会说"我是如此ADD"，不管确诊与否，这么说是对我们自己或其他人心不在焉、丢三落四、行事反复无常的一种调侃。

除了人们对 ADD 的概念变得日益熟知外，还有一个变化是，这种综合征的英文名缩写已经由 ADD 更新为 ADHD（Attention Deficit Hyperactivity Disorder），即注意缺陷多动障碍。名称中增加了"多动"一词，这样更能反映出患者在生活中所经历的跌宕起伏，因此被公认为是一种更为准确的描述。我们将在本书中使用 ADHD 这一更为现代和正式的名称。

无论这个专业术语现在变得多么常见，有一件事和以前相比仍然没有什么变化，这着实让人黯然神伤：即使是现在，大多数人还是无法真正理解这种疾病本身的复杂性、对人的影响和它所蕴含的强大力量，他们也不了解近年来医学界在理解和治疗 ADHD 方面取得的巨大进步，他们了解到的仅仅是一些不正确或不完整的信息。这些信息或夸大其词或断章取义，导致了很多误解。这些误解对数百万人造成了巨大伤害，使他们无法寻求帮助，即使寻求了帮助，他们也无法明确自己的问题。

在 ADHD 患者的世界里，无知仍然是头号公敌。

例如，许多人认为这种疾病只存在于儿童群体当中，儿童长大以后就会慢慢好起来。然而事实是，即使有人在儿童时期被诊断患有 ADHD，他们长大以后也并不会自愈，而那些长大以后似乎不受影响的 ADHD 患者，他们并不是真的完全没事，只是懂得巧妙地弥补自身的一些不足，让自己看起来好像没患 ADHD。我们现在还知道，ADHD 有可能会在成年后首次、突然出现，这种情况经常发生在生活的需求超出了人们应对能力的时候。最典型的例子是当一位女士初为人母，或者一名大学新生在医学院开始学习生活时，他们的 ADHD 症状会突然显现出来。上述两个例子都属于日常生活的需求急剧上升导致 ADHD 的一些症状显现，而在过去新手妈妈和医学院新生能够用自身的优势进行代偿，使得这些症状没有表现出来。也就是在这个时候，他们应该去医院诊断。在《精神障碍诊断与统计手册（第五版）》（DSM-5）中，成人型 ADHD 是一种已经得到公认的病症。

一些人认为 ADHD 是由某家制药公司捏造出来的，是为了更好地向人们销售他们最新研发的药物。事实并非如此，但多年来巧舌如簧的销售人员无疑造成了人们对某些药物如何有效以及为何有效的误解。

还有一些人甚至刻薄地认为 ADHD 就是懒惰的高级代名词，那些表现出 ADHD 症状的人其实不是真的得了病，而是需要一些良好的传统纪律来约束。事实上，"懒惰"一词极不准确，因为 ADHD 患者的大脑其实在一刻也不停歇地运转着。他们表现出来的低效率水平并不是因为他们做事缺乏目的或者精力不足。

关于 ADHD 很多人犯的最严重的一个错误，是认为这种病症表现出的大量问题只存在于极少数人中，而且这些问题也只是小题大做罢了。这样的想法简直大错特错。

首先，ADHD 并不罕见。在美国，至少有 5% 的人患有这种病，然而我们认为真实数字其实要比这高得多，因为有些患者似乎生活得还不错而未被确诊，当然，他们本可以生活得更好。其次，懂得如何诊断 ADHD 的专业人士相对较少，这也使得这一数据的真实性大打折扣。最后，在当今这个信息化环境下，我们时刻接收着接连不断的信息和外来刺激，无处不在的图像、声音和数据将我们淹没，我们所有人可能都因此"有点 ADHD"：人们比以往任何时候都更容易表现出心不在焉、丢三落四和注意力不集中的情况。实际上，有一个全新的术语能够更好地描述现代人的这种反常，我们将会在第 1 章进行解释说明。

人们可能会因为对 ADHD 的无知而丢掉宝贵的生命，这可不是危言耸听。ADHD 可能成为人们苦难的根源、持续一生的严峻考验和阻碍杰出人士获得成功的根本原因，这些才华横溢的人本可以平步青云，却在充满挫折、羞耻和失败的人生路上踽踽独行，在充满嘲笑、嘘声四起的环境中不断努力尝试、慢慢适应、艰难成长，或者通过其他方式改变自己。ADHD 可能导致人们出现自杀行为、各种类型的成瘾、危险的暴力行为、重罪行为，还可能会缩短寿命。

心理学家拉塞尔·巴克利（Russell Barkley）是该领域的权威之一，

他用赤裸裸的数据总结了 ADHD 的危害：

> 从公共卫生的角度来看，与其他健康杀手相比，ADHD 更具有杀伤力。例如，吸烟使人们的预期寿命缩短了 2.4 年，如果你烟瘾很重，每天吸烟超过 20 支，那么你的寿命则会缩短 6.5 年，糖尿病和肥胖症也会使寿命缩短几年时间，高胆固醇血症会使寿命缩短 9 个月，而 ADHD 比美国前五大健康杀手加在一起还更具有杀伤力。患有 ADHD 会使人的寿命平均缩短将近 13 年。

巴克利还补充说：

> 在导致意外伤害和自杀的诸多因素中，ADHD 排名第一。大约 2/3 的 ADHD 患者的预期寿命将缩短高达 21 年的时间。

基于目前对 ADHD 的认知和理解，以及大多数最新研究成果，我们可以非常明确而自信地宣称：情况完全可以不那么糟糕！是时候把真正的"ADHD 2.0 思维"公之于众了。

"ADHD 2.0 思维"中首要的一条：药物治疗的确有帮助。正如巴克利所说：

> ADHD 是精神病学中最有可能被医治的疾病，而且是绝无仅有的。相比其他精神疾病，ADHD 患者有更多种药物作为选择，同时这方面的药物具有更大的效应强度、更高的有效率和更多

的药物传递系统。这些药物也是精神病学领域中安全性最高的药物，能够在更大程度上改变患者的生活。

我们现在还知道，除了药物治疗以外，患者还可以使用一系列行为和生活方式层面的干预策略来管理 ADHD，既可以从运动中汲取平静和专注的力量，又可以通过多种干预方法的结合来充分利用 ADHD 患者头脑中鲜活的想象力，并通过评估"恰当的挑战"帮助患者找到最适合他们的工作或活动，从而最大限度地发挥他们自身的优势。以上干预策略也可以与药物治疗相结合。

作为临床医生，我们已经见证了这些干预策略的效果以及患者生活的改变，我们会在后面的章节中列举其中一些病例（为保护患者隐私使用化名）。凭借着脑扫描技术的惊人进步和精神病学研究人员的工作热情，我们也越来越清楚地了解到这些策略为何有效，第 2 章和第 3 章将对这方面做深入、有趣的探讨，让你对 ADHD 患者的大脑有一个基本的了解，便于你理解后续章节。

在我们开始讨论整个干预策略中"该做什么"这部分内容之前，有必要重新审视一下之前提到过的"力量"一词，因为直到目前，大多数人还不能理解 ADHD 所蕴含的巨大力量。ADHD 具有一股不容否认的强大力量，为太多人的生命带来了无尽的痛苦和不必要的折磨。但如果你能很好地驾驭这股力量，它会给你带来既学不来也买不到的才能。ADHD 往往是创造才能和艺术天赋的生命线，是匠心和迭代思维的驱动力，它还可以为你或者你的孩子增添一种特殊的力量，甚至是真正的超能力。如果你真正地了解并且利用好这股神奇的力量，ADHD 可以成为你通往成功的跳板，帮你取得难以想象的非凡成就，也可以成为一把梦寐以求的钥匙，开启你的无限潜力。我和瑞迪每天都在临床实践中见证这些奇迹的发生。

我们经常使用一个非常简单易懂的比喻向孩子们解释 ADHD，这个比喻也引起了成年人的共鸣：ADHD 患者的大脑就像一辆具有跑车的发动机却只配备了自行车刹车片的汽车。正是发动机功率与刹车系统功能的严重不匹配导致了一系列问题的出现，所以，加强 ADHD 患者的控制能力是治疗的关键所在。

简而言之，借助基于正确认知的科学干预，ADHD 可以成为患者的一项非常独特且强大的资产，这是一份极其珍贵的礼物。当然，这句话中有一个最重要的前提——基于正确的认知。患有 ADHD 让我们的感知和行为方式都和其他人有所不同，我们对此感觉良好还是糟糕，取决于我们是否真正理解 ADHD。撰写本书的主要目的之一是想要帮助你或者你关心的人成为与众不同且自我感觉良好的人。清楚自己是什么样的人，你就更容易喜欢这样的自己。"知识就是力量"这句话听起来像是陈词滥调，但是用在这里再适合不过了，你需要不断用知识来武装自己。我想诚挚地邀请你加入我们的 ADHD 探索之旅，和我们一起徜徉在前沿科学的奇妙世界中，慢慢接近变幻莫测的 ADHD，共同揭开它的神秘面纱。

中文版序　点燃你内心的创造力火焰

引　言　珍视分心这份独特的礼物

第 1 章 ——

分心不是缺陷，而是一种特质　　　　　　　001

第 2 章 ——

每个分心者都有一颗布线独特的大脑　　　　025

第 3 章 ——

强化小脑，给超速的大脑及时踩刹车　　　　047

第 4 章 ——

增强联结，建立牢固的安全感　　　　　　　069

第 5 章 ——

找到恰当的挑战，释放分心的巨大能量　　　087

第 6 章 ———

重构环境，巩固创造力的源泉　　　　　107

第 7 章 ———

有效运动，让注意力更集中　　　　　133

第 8 章 ———

药物治疗，令人畏惧却有效　　　　　151

第 9 章 ———

结语：找到大脑独特的运行方式　　　　173

附　　录　《精神障碍诊断与统计手册（第 5 版）》（DSM-5）
　　　　　中关于 ADHD 的定义和标准（节选）　　181

致　　谢　　　　　　　　　　　　　　185

第 1 章

分心不是缺陷，
而是一种特质

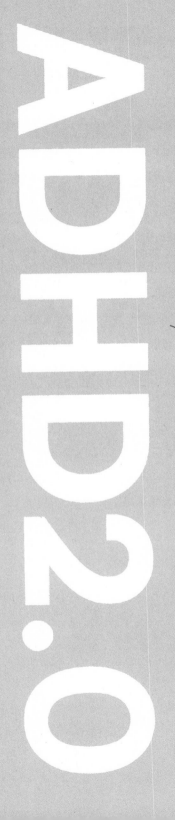

在 ADHD 人群的心里，一直深埋着这样一个困惑：我们到底是谁？

我们是一群别人眼中的"问题小孩"，因为层出不穷的问题让父母抓狂：行事毫无条理、杂乱无章，做任何事都半途而废、有始无终，就连整理房间和清洗碗筷这些小事都无法胜任，任何被安排的大小任务，最后都会变成"不可能完成的任务"。问题还不止这些，我们一直不停地打断别人说话，急不可耐地发表自己的看法，对于没有完成的事情总有各种理由和借口，在大多数事情上完全没有发挥出自己应有的潜能。我们是一群天天被说教和敲打的可怜孩子，父母指责我们肆意挥霍自己的才华。我们本来可以凭借先天优势做出一番成绩，却总是和千载难逢的机会失之交臂，根本没有利用好父母给我们提供的一切。

步入社会后，即使我们才华横溢，幸运地担任着像公司高管这样的重要职位，也往往因为总是错过最后期限，忘记应该履行的责任，在社交场合丑态百出而与各种机会失之交臂。然而更多时候，我们可能是不合群的人、瘾君子、失业者，甚至罪犯。但其实只需要得到合理的诊断和治疗，一切都可以改变。1954 年，马龙·白兰度为他出演的经典电影

《码头风云》（*On the Waterfront*）宣传时说道："我可以成为奥斯卡奖强有力的竞争者。"正如这句话所说的，我们中的很多人都有能力成为各行各业的有力竞争者，这一点毫无疑问。

我们可以做得很好、令人称赞，虽然我们很难一直保持良好的状态。在公司开会的时候，我们看起来总是心不在焉，但是不知怎的，脑海中会突然涌现出新奇有趣的想法，提出独到的建议，从而避免自己在上司面前陷入尴尬的境地。在学校，我们很可能是成绩不佳、被埋没的孩子，但只要得到合理的帮助，我们的天赋也可以有机会绽放，我们也可以取得不可思议的耀眼成就，来结束学习成绩时好时坏的黑暗时光。我们是强有力的竞争者和人生赢家。

我们也是充满想象力和活力的老师、牧师、马戏团小丑、单口喜剧演员、海豹突击队队员或者陆军游骑兵、发明家、工匠和潮流引领者。我们中间不乏白手起家的百万富翁和亿万富翁，普利策奖和诺贝尔奖获得者，奥斯卡奖、托尼奖、艾美奖和格莱美奖得主，知名律师、脑外科医生、商品交易所的交易员和投资银行家。我们通常是创业者。我和瑞迪就是创业者，创立了自己的诊所。来找我们治疗 ADHD 的绝大多数成年患者也是创业者，或者他们非常渴望以后能够成为这样的人。战略教练（Strategic Coach）创业支持公司的创始人兼运营官丹·沙利文（Dan Sullivan）就患有 ADHD，估计在他的客户中，至少有一半也患有 ADHD。

正因为很多症状是潜在的，ADHD 人群看上去和其他人并没有任何差别。但是如果你能钻进我们的大脑里面一探究竟，你会惊讶地发现一片完全不同的景观。在我们的大脑里，你会看到新奇的想法好像爆米花机里的一颗颗玉米粒在不停地跳动翻滚，一个个想法接踵而来，完全没有规律可循，突如其来地在大脑里狂轰滥炸。即便是在深夜，这些新奇想法也会持续不停地冒出来，因为我们无法自己关掉大脑里这台特别的爆米花机。我们的大脑好像永远不知疲倦，一直转个不停。

　　事实上，我们的思绪一直四处游荡，一会儿飘到这里，一会儿又飘到那里。在别人看来，可能就在转眼的工夫，我们的思绪已经飘在千万里之外，整个人恍恍惚惚，如同身处梦中。因为经常处于这样心不在焉的状态，我们和很多宝贵的机会失之交臂。如果实际生活中我们不小心错过了登船时间，也不是完全没有办法，也许我们未来可以建造一架小型飞机，谁说一定要坐船呢？或者我们也可以借助弹跳杆纵身一跃跳到船上。如果我们在面试某个职位的时候不小心走神了，没能如愿得到这份工作，但是当我们坐在招聘人员办公室里等待时，墙上的海报可能无意间在我们的脑海中引发了一个全新的点子，而这个点子说不定最终能转换成一项专利发明。我们想不起来别人的名字，遗忘了曾经许下的承诺，为此经常得罪人，但是，我们能发现别人注意不到的事情，反而缓和了之前造成的紧张关系。为了设计一种无痛取出子弹的方法，我们甚至可能在射击现场朝自己的脚来一枪，这样就可以亲力亲为地好好探索一番。对此，伟大的数学家艾伦·图灵对我们这群人做了精辟的总结："有时候，正是这些在别人看来不可理喻的人，做着无人能想象的事情。"这个总结是多么美妙绝伦！

　　可以这样说，ADHD 是以更加多样和复杂的状态存在的，呈现出来的状态有时候前后矛盾，有时候充满危险，但同时也潜藏着一定的积极影响。它完全不同于大众心目中所理解的那个过于简化的版本，甚至比你一直了解并认同的那套详细的诊断标准还要深奥复杂、变幻莫测。ADHD 其实是描述一种独特存在状态的术语，既不完全是障碍和问题，也不完全是天赋和优势。我更愿意将其理解为一种独特的思维类型所拥有的一系列特质。它可以成为明显的优势，带领我们走向成功，也可以成为持续的诅咒，让我们一直陷在恶性循环中。ADHD 究竟会带我们走向何方，关键还要看我们如何管理它。

疯子、情人和诗人

尽管每一个 ADHD 患者的表现都不尽相同，也还是有一些普遍存在的特征。其中，分心、冲动和多动是经典的描述词。我们认为莎士比亚在《仲夏夜之梦》中运用的"疯子、情人和诗人"的比喻，用在 ADHD 患者身上更多元、更恰当。

别紧张！患有 ADHD 并不意味着这个人就真的疯了。我得承认，"疯子"这个词用在这里可能过于夸张了，但是我们这些 ADHD 患者的行为经常会和激进冒险、非理性思考密切联系起来。我们就是喜欢荒谬和一切看似不合理的事情。即便是在自己家里，我们也常常处于飘忽不定的状态。别人感到万分焦虑的时候，我们却怡然自得。我们是如此放松享受，根本不清楚自己现在处于什么样的境况之中，也不知道接下来要朝哪个方向继续前行。一些父母带着患有 ADHD 的青少年来诊所看病，作为这方面的医生，我和瑞迪经常听到他们发出这样的哀叹："这孩子究竟是怎么想的，是不是疯了？"我们的配偶也经常这样质问我们："为什么你总是重复犯同样的错误呢？这种情况难道不是精神错乱？"

相对于"疯子"这样夸张的描述，有些人会称我们为"离经叛道的人"，然而这样的表述也没有切中要害。我们不是故意不遵守规则，也不是故意不按常理出牌。当做出一些异常行为的时候，我们自己甚至都没有注意到有特定的标准要遵循！

ADHD 患者也可以被称为"情人"，之所以有这样美妙的称谓，是因为我们这群人总是抱着毫无根据的乐观态度。好像每一个任务看起来都符合我们的心意，身边的每一个机会我们都想紧紧抓住，不惜冒险去碰运气。这让我们激动不已，兴奋无比。其他人看来是各种限制和困难，但在我们看来，仍有无穷无尽的可能性。面对爱情中的波折，情人永远不知退缩，无论遇到什么困难都勇往直前，而这一特点在 ADHD 患者身上表现得淋漓尽致。

ADHD 患者还可以被称为"诗人"。诗人往往具有三个特点：充满创造力，富有梦幻色彩，有时也浮想联翩。

一提到 ADHD，我们都会很自然地联想到创造力这个词。非凡的创造性是 ADHD 患者与生俱来的能力，是内心深处的强烈渴望，是抑制不住的冲动。我们想把自己天马行空的幻想深深植入生活的每一个细微之处：在工作的项目中，在好玩的点子中，在美妙的音乐中，在亲手搭建的沙堡中。ADHD 患者真实地感觉到，自己时刻都有一种强烈的需求，也可以说是一种极度的渴望——按捺不住地想要进行创作。无论我们是否清楚具体想要创造什么，这种不可名状的强烈欲望都和我们形影不离、朝夕相伴。富有创造性的点子好像磁铁的北极，我们则是磁铁的南极，二者紧密地结合在一起。创作的过程让我们深深着迷，我们完全沉浸在创造行为当中，而不怎么担心最后的结果如何。

即便醒着的时候，我们也在做白日梦。我们总是处于创作的状态，总是四处寻找合适的原材料，想要把这些不起眼的原材料变成美味可口的南瓜苹果蛋糕。丰富的想象力激发了强烈的好奇心，我们总想对身边的各种事物一探究竟：那个讨厌的噪声到底是从哪儿发出来的，这块岩石下面到底藏着什么不为人知的秘密，实验室里的细胞培养皿为什么看起来前后不一样……如果不是爱做白日梦并且充满好奇心，我们当然可以很轻松地专注于当前的事物，不会轻易分心走神。但是没有办法，我们就是不受控制地想去研究噪声、土壤、培养皿这些身边所有能吸引我们的事物。用"缺陷"一词来描述我们的表现其实并不准确，刚刚提到的例子就很好地说明了原因。我们并非有注意力缺陷，实际上正好相反，我们是注意力过剩，甚至超过了自身可以处理和负荷的限度。我们一直面临的挑战，其实是如何把注意力控制在合理的程度。

诗人的第三个特质是"浮想联翩"，这对于 ADHD 患者既是特殊的祝福，也是痛苦的诅咒。不知你是否也有这样的体验：头脑里瞬间闪过一个很棒的计划，突然想到一种新奇的技术，可以制造出无可比拟的磨刀机，或者终于设计出引人入胜的情节，足以使你的小说成为完美的作品。无论你的想法是关于哪一方面的，有多么离奇和不靠谱，你都会立马去尝试，就好像第一次拥有这样的热情。

但是尝试了一半，你对于自己创作的作品感到失望至极。不仅仅是失望，更要命的是，你突然感到无比糟糕、可怕，从未有过的挫败感将你淹没，你很快陷入深深的绝望之中。但是过了几天，那些奇思妙想出人意料地又开始闪现。你的灵感之光再次被激发！你能清晰地感受到灵感的到来，你是如此渴求，根本无法抗拒。你急不可耐地想要再次尝试，想要撸起袖子大干一场。一旦开始，那些白日梦、创造力和联翩的浮想也会随之而来。

很明显，我们对无聊的容忍度极低，可以说无聊就是我们的克星。也许觉得无聊是缺乏刺激的表现，于是当我们感到无聊的时候，我们本能地、自动地且无意识地立刻想要寻求各种刺激。我们根本不在乎刺激是什么样的，只想马上解决精神危机，缓解由无聊引起的煎熬。我们即刻化身为精神科急诊医生，马上展开救援行动。为了制造一点刺激，我们甚至不惜挑起一场激烈的战斗，或者开启疯狂购物模式……当然，我们也可以选择完全不同的处理方法，凭借聪明才智发明出世界上从未出现过的好用的小东西，或者想尽一切办法解决工作、生活中遇到的困难。

自相矛盾的特质倾向

在本书的附录中，我和瑞迪详细列出了 ADHD 的诊断标准，这样，当精神病医生或者评估人员谈到诊断时，你能更容易理解。但站在非临床的角度，把 ADHD 理解为一系列复杂的、看起来相反的或者自相矛盾的特质能帮助你更全面地理解它。这些自相矛盾的特质具体表现为：患者有时候分心，有时候又过度专注；有时候缺乏方向感，有时候却表现出极有目标感的企业家精神；有时候要拖延到最后一刻才着手做事，有时候又展现出两个小时完成一周工作的超高效率；有时候容易冲动行事，做出错误的判断和决定，有时候却能别出心裁、出人意料地使难题迎刃而解；有时候在人际交往中呆头呆脑、生硬木讷，有时候又表现出超乎常人的敏锐直觉和同理心……类似这样自相矛盾的表现不胜枚举。

下面我将从更为正式的角度介绍 ADHD 的一些常见表现，但不能单单通过这些表现轻易下结论，这里只是向你说明，如果你有以下表现，就需要去医院做进一步的正规诊断。

无法解释的低成就水平。 ADHD 患者的成就与其本身的天赋和才能不匹配。没有确切的原因可以解释这个现象，既不是糟糕的视力、严重的身体疾病，也不是头部损伤引起的认知障碍。

飘忽游离的大脑。 ADHD 患者在学生时期以及成年以后，他们的老师、上司或者配偶会经常这样反映：这个人时常心不在焉、分心走神，会觉得对任务保持专注很困难；学习或者工作表现不稳定，时好时坏，起起伏伏。这样的表现会使得他们的老师、上司或者配偶产生极大的质疑，认为他们还不够努力、不够自律，需要系统地学习如何保持专注。一点也不夸张地说，这其实是对于 ADHD 的极大的错误认识！正因为这样，人们仍然把缺乏努力、不守纪律归结为 ADHD 患者分心和组织性差的根源。从生物学的角度来看，导致 ADHD 患者分心的真正原因是没有足够的神经刺激。他们不是不愿意做，而是真的做不到。

在组织性和计划性方面有困难。 在临床术语中，较差的组织性和计划性被称为执行功能上的缺陷。比如，你患有 ADHD 的女儿总是在早上穿衣服这件事上有困难。眼看着就要来不及了，你会叫女儿赶紧上楼穿好衣服。结果过了 15 分钟，女儿迟迟不下来，你上楼一看，发现她还穿着睡衣，躺在床上和她的洋娃娃聊得津津有味。再比如，你的丈夫患有 ADHD，你叫他倒一下垃圾，他走向垃圾桶，可就在这短短的时间里，他居然把倒垃圾这件事忘得一干二净，从垃圾桶旁缓慢地走过去，好像完全没有听到你刚刚说了什么。你按捺不住心中的怒火，大发雷霆，因为你觉得他这样做根本是在公然向你挑衅或者消极对抗，故意和你作对或者极度以自我为中心……

　　所有能派上用场的词已经说过成百上千次了，情况依然毫无改善。如果有人能给你和你的丈夫解释清楚这背后的根本原因，也许能挽回你们濒临破裂的婚姻。你的丈夫走过垃圾桶不倒垃圾，以及其他很多看起来自私自利、毫不顾忌他人感受的行为，背后的原因不是他本性自私，也不是人品恶劣，而是他的神经特质在作祟，这样的特质导致他注意力系统不稳定，很容易分心，瞬时记忆表现差，转眼就把手头的任务忘得一干二净。有时候情况会更加复杂，ADHD 患者在有刺激和压力的时候，反而会表现出注意力过度集中的情况，这种情况下他们能够按时出色地完成工作任务，做事情特别可靠，让人放心。这样不寻常的惊人表现使得他们自己都会怀疑诊断的正确性。但是，正如我们之前谈到的，无聊是他们的克星，ADHD 患者一旦感觉无聊，他们的思维就只想着疯狂地寻找身边一切能刺激他们神经的事物来逃脱。倒垃圾对于他们来说过于无聊，难怪他们径直走过垃圾桶，却对垃圾视而不见，任凭它们堆积如山。

　　丰富的创造力和想象力。不管什么年龄，ADHD 患者通常保持着很高的思维活跃度。但非常可惜的是，他们头脑中天然迸发出来的灵感火花总被无情地熄灭，面对身边人常年的批评，面对经常性的自责，他们需要不断地重新定位，总是感觉不到肯定和认可，深深地陷在一次又一次的失望和沮丧之中，感觉自己就是一个彻彻底底的失败者。

很难做好时间管理，做事情容易拖延。时间管理是反映执行功能水平的另外一个衡量因素，同时也很有意思。ADHD 患者对于时间的理解和感受完全有别于其他人，这就是为什么人们通常很难对 ADHD 患者遇到的问题真正理解并表示同情，人们还把他们糟糕的表现都归结于其不努力，态度不端正，或者纯粹是固执己见。

事实上 ADHD 患者缺少对于时间的内在感知力，他们丝毫察觉不到时间在一分一秒地流逝，一个小时、一整天就这样浑浑噩噩地过去了。他们根本不把物理规律放在眼里，在他们的思维里有着另外一套截然不同的对于时间属性的理解。大多数人很难认识并相信这一点。在他们的独特世界里，几乎意识不到时间滴滴答答地不停溜走，也很少在头脑里设置诸如闹钟或暗号的内部警报装置来提醒时间；对于时间的规划更是没有概念，他们没办法妥善安排什么时间做这个，什么时间做那个，再接下来做什么，而是习惯用极简的"一刀切"方式进行时间的分割，完全意识不到时间的复杂性。在他们的世界中只有两种时间，那就是"现在"和"非现在"。别人说"我们需要在半个小时以后离开"，他们会理解成"我们现在还不需要走呢"。当上司交代"这份报告要在 5 天以后提交"，他们会理解成"反正现在不着急交，还有时间"。在他们的思维中，5 天和 5 个月没有本质区别。当有人提醒他们"该睡觉了"，他们会理解成"一会儿我得去睡觉"。他们对于时间简单粗暴的"一刀切"做法为他们带来很多麻烦，导致各式各样的激烈争吵、惨痛失败，甚至让他们丢掉饭碗。他们还不断让朋友感到失望、让亲密关系破裂。但同时，也正是这种对时间的特殊感知方式，让他们在极端的压力下爆发出不可思议的能力，不仅能够出色地完成工作，还可以超乎寻常地轻松应对时间压力。这真的很令人羡慕，因为绝大多数人早就被这种高压模式压垮了。

意志坚强、固执、拒绝他人帮助。 这看起来似乎愚蠢到不可思议，但是很多 ADHD 患者，尤其是男性，对于他人伸出的援助之手会直截了当地表示拒绝："我喜欢按照自己的方式做事，宁可接受失败，也不愿在别人的帮助下获得成功。"

慷慨大方。 尽管 ADHD 患者身上具有的一些扭曲特质给他们自己带来了极大的痛苦，但同时他们身上也配备了满满一口袋的锦囊妙计，积极向上的正能量就好像一股龙卷风来去匆匆。当他们被正能量充满的时候，呈现在你面前的是你见过的最慷慨、最乐观、最热情的人。的确，就像前面提到的，他们倾向于拒绝别人的帮助，然而当有人需要帮助时，不管是否认识，他们都会毫不犹豫地伸出援助之手。这就是为什么他们当中的很多人在销售方面可以取得出色的表现。他们可以集魅力、感染力、幽默感、说服力于一身，当你情绪低落时，他们总能知道如何让你尽快好起来。

躁动不安（尤其在男孩和成年男性的身上表现突出）和胡思乱想（尤其在女孩和成年女性的身上表现突出）。 因为女性 ADHD 患者往往并不会表现出过度活跃或破坏性的行为，所以在各个年龄段，绝大多数女性患者目前仍然未得到诊断。只有在这方面非常有经验的父母、老师、配偶、主管或者医生，才能够在女性身上准确识别出有注意缺陷但没有多动或冲动特质的 ADHD。

独特而活跃的幽默感。ADHD 患者身上的幽默感是稀奇古怪且不同寻常的，身边的人可能很难理解，但这种幽默感通常也是相当高深和富有内涵的。许多单口喜剧演员和喜剧作家都患有 ADHD。ADHD 患者具有这种独特而活跃的幽默感的部分原因，可能是他们看待世界的方式与普通人存在本质性的差异，他们生活在人们固有的思维模式之外。事实上，说不定是他们中的某个奇才在进行心理测试的过程中百思不得其解，只能通过另外一个角度去思考问题，"跳出传统框架思考"（thinking outside the box）这个短语才应运而生。

童年时期在分享、玩耍方面出现问题，但同时仍有结交朋友的强烈意愿。由于在辨认和解读社交场景方面存在困难，加上不能很好地控制插嘴的冲动，随着年龄的增长，ADHD 患者的社交问题也在不断变化。成年以后，这个问题一般会发展成以下表现：生硬鲁莽、笨拙、粗鲁、以自我为中心、冷漠，但造成这些问题的根源恰恰是他们患有 ADHD 而未得到及时诊断或者未得到有效治疗。这就是我们把诊断称为 ADHD 患者"福音"的原因：一旦知道自己患有 ADHD，并且得到了正确的帮助，他们的生活就会越来越好，通常还会发生翻天覆地的变化。

对批评或者拒绝极其敏感。威廉·多德森（William Dodson）是 ADHD 领域里一位优秀的临床医生，他因提出"拒绝敏感性焦虑症"（Rejection Sensitive Dysphoria，RSD）一词而闻名。RSD 一词描述了一部分 ADHD 患者，他们哪怕感知到最轻微的贬低、不安或模糊的负面评价，都会做出灾难性的过激反应。他们的情绪能够在眨眼间跌入谷底，整个人变得伤心欲绝。另外，我们专门创造了一个术语来描述 RSD 的对立面[①]，即"识别敏感性欣快感"（Recognition Sensitive Euphoria，RSE），用来形容 ADHD 患者在创造性地利用表扬、肯定和鼓励方面不断增强的能力。一分钟短暂的批评能使他们的情绪跌到谷底，但他们可以充分利用点滴的鼓励或认可，令情绪反弹回来，飞至云端。

冲动和急躁。ADHD 患者通常会不假思索地做出决定，而且在延迟满足方面存在问题，如果让他们做棉花糖实验[②]，实验结果一定惨不忍睹。他们做事情的时候总是行动先于思考，倾向于采取"开火，瞄准，准备"的顺序，而不是按照"准备，瞄准，开火"的常规顺序。但是别忘了，冲动的另一面是创造力，如果冲动这一特质运用得当，会点燃无穷无尽的创造力的火苗。例如，你并不能提前计划好并按部就班地去做以下这些事情：产生一个创造性的想法，营造一个妙不可言的时刻，闪现一个突如其来的启示。这些奇思妙想都是不请自来的，是一时兴起的，充满创造力的灵感往往驾着"冲动"的马车向他们飞奔而去。

渴望改变生活状况。随着年龄的增长，ADHD 患者内心深处发出的渴望往往源于对平庸生活的普遍不满，这样的不满促使他们改进、充实和推动目前的生活，满足大跨度提升生活水平的需求。这种强烈的渴望可能催生出一些重大的成就和伟大的创作，也可能导致各种类型的成瘾和一系列危险行为，通常情况是两者兼而有之。

---

① ADHD 或 RSD 这类综合征总是有另一面，以相反的成对症状为特征。

② 斯坦福大学心理学家沃尔特·米歇尔（Walter Mischel）在 1966—1970 年进行的一项实验，用棉花糖测试孩子的延迟满足能力。

精力旺盛。ADHD 名称中包含"多动"一词，用来形容患者充沛的精力，ADHD 患者在表现异常活跃、精力耗尽以后往往伴随着疲倦，而这种疲倦的倾向常常被误认为是懒惰的表现。

异常准确的直觉。ADHD 患者对于自己的超强直觉具有坚定的信心，与此同时，他们也容易忽视一些显而易见的事情，甚至忽略主要信息。

单纯，能非常诚实地面对错误。不会阿谀奉承，不能容忍虚伪，说话做事经常不够得体、不合时宜，毫不顾及可能的结果和造成的影响……当一个人出现上述表现的时候，这个人在很大程度上可能患有 ADHD。以上表现也会以另外一种方式呈现出来，尤其是呈现在儿童身上：当他们感到为难、尴尬的时候容易产生说谎的冲动。这并非我们在反社会分子身上看到的性格缺陷或缺乏良知，儿童说谎其实是一种想要竭力改变现实的反射性尝试，他们在内心是多么渴望所说的谎言有一天可以成真！

对于各种成瘾和强迫行为具有易感性。酒精、购物、消费、食物、运动和电子屏幕，ADHD 患者在以上领域出现成瘾问题的可能性比没有 ADHD 的人高出 5～10 倍。这源于前面提到的想要改变生活状况的强烈"渴望"，以及想为死气沉沉的现实生活带来新活力的需求。容易上瘾也并不全是坏事，如果你找到了合适的表达创意的途径，比如创业、写作、建造房屋、打理花园，你就可以通过这种方式来舒缓对于"渴望"的心头之痒，而不是让自己慢慢养成坏习惯或完全上瘾。

具备类似避雷针和风向标的特性。ADHD 患者经常会成为避雷针一样备受争议的人物，只要哪里出现了问题或者麻烦，不管是什么具体原因，人们都会认为是他引发了问题：比如，当其他 20 个孩子也做了同样的事情时，他却是唯一被抓住的那个。无论是成年人还是孩子，他都比任何人更容易成为替罪羊，遭到劈头盖脸的指责或严厉苛刻的纪律处分。他往往是在不经意间打断了家庭活动、商务会议或课堂讨论，并不是故意想要搞破坏。与此同时，避雷针一般的奇妙特性能够带领 ADHD 患者接收到一些莫名的新奇想法、预感和直觉，虽然不知缘起何处，却可以引领他通向不可思议的成功。同样地，由于天生的风向标特性，ADHD 患者总是第一个迅速感知到群体、阶层、家庭、组织、城市和国家在气氛或能量方面发生变化的人。早在别人意识到之前，他就已经在提醒别人当心一场狂风暴雨可能即将来临，或者告诉别人事先做好准备，一个千载难逢的机会就在眼前。和避雷针特性一样，风向标效应无法用我们已知的任何科学理论解释，但我和瑞迪确实在各个年龄段的患者身上看到了它所发挥的神奇作用，这种情况还不少。

遇到问题容易责备他人，却看不到自己的问题所在。 在一般的情况下，ADHD 患者无法准确地进行自我觉察，因为他们真的意识不到自己在问题中起到的负面作用，这自然会导致他们将更多的问题归咎于他人。

扭曲的、消极的自我形象。 上面一个特质中提到 ADHD 患者不能准确地观察和客观地评价自己，加上对于遭受的批评和不佳的成绩具有高度敏感性，他们心目中的自我形象通常比客观情况要负面得多。我们的一位患者给这种症状取了一个专门的名称，叫"注意缺陷扭曲放大器"（Attention Deficit Distorter），这个名词生动形象地描述出他们对于现实的感知力扭曲到了何种程度。一方面，创造力取决于一种完全脱离现实情况而自由驰骋的想象力，甚至能把普通的事物"扭曲"地想象得异常美好。另一方面，这种"扭曲放大器"会造成最痛苦的结果——给人们带来极低的自尊心。ADHD 患者看待自己，完全不同于其他正常人，就好像身处一个装满各种镜子的房间，满眼看到的只有自认为的一次次失败和一个个缺点，却对自己表现好的一面视而不见，尽管这些闪光点正在熠熠生辉。一直如此看低自己，同时曲解他人对自己的反应，这让他们饱受羞耻之苦，而正是这种羞耻感，还有不断产生的恐惧和接连发生的误解让他们在大好机会面前，以及在人际关系中畏畏缩缩、停滞不前。

ADHD 是生物诱因，还是文化诱因？

科学研究表明，5% ~ 10% 的人天生具有我们上面列出的某些特质，这组数字也代表着人群中天生患有 ADHD 的比例。实际上，在行为科学领域，ADHD 是最容易遗传的疾病之一。"遗传性"是指人们继承了一系列基因，这些基因增加了他们一生中罹患某种疾病的可能性。尽管能够确定哪些基因与 ADHD 有关将会大有裨益，但现实是，与 ADHD 有关的不只是一两个基因，而是一个基因序列。这也说明了为什么每个 ADHD 患者的表现都不尽相同。

父母中有一方患有 ADHD，那么他们的孩子患有 ADHD 的风险是 1/3。父母双方都患有 ADHD，那么他们的孩子患有 ADHD 的风险提高到 2/3。然而，以上的数字都只是平均数。以我自己为例，我患有 ADHD，我的妻子没有 ADHD，但我们的三个孩子都患有 ADHD。

除了基因遗传之外，我们很早就知道一些特定环境产生的压力源也会导致 ADHD，最明显的诱因包括出生时头部受伤或缺氧、早期感染和任何其他形式的脑损伤[①]。

此外，我们还知道，母亲在怀孕期间肥胖、酗酒或抽烟，这些因素都会增加婴儿患上 ADHD 的风险。虽然尚未获得证实，但根据目前针对神经功能进行的研究，我们可以在 ADHD 诱因清单中增加另外一种风险因素：磁场非电离辐射（Magnetic Field Non-Ionizing Radiation，MFR），包括低频和高频两种形式。除其他来源外，低频 MFR 主要来自电源线和厨房电器，而高频 MFR 这种较新的形式则来自无线网络和手机。我们将继续关注这方面的研究结果。

除了生物学层面的原因外，目前有很多人表现得像是患有 ADHD，但经过仔细的观察和严谨的判断，会发现他们并不具备达到确诊标准的相应症状。这些人身上呈现出来的类似 ADHD 的症状，其实是现代生活中的特殊情境引发的。他们的这种假性 ADHD 其实是对当今生活中应接不暇且急剧增加的各种刺激所做出的应对，这些刺激因素充斥在世界的每一个角落，像炮弹一样在我们的大脑中到处狂轰滥炸。

自从电子通信技术横空出世，它就逐渐占据了我们的生活，现在变得随处可见，这彻底地改变了我们每一个人。为了更好地适应新的生活方式，我们都经历了巨大的行为调整。但这种变化带来的影响，就算不足以称为是划时代的，也是被严重低估的。之所以被低估是因为我们每天生活在其中，已经不假思索地接受了这个事实，就像温水煮青蛙，水

---

① 脑损伤（Brain Insult）是指人的脑功能受到了某些方面的干扰，比如发烧、铅或汞等毒素的伤害或者外部创伤。

慢慢地被加热，直到青蛙被煮熟都不会跳出来。我们所有人一直被海量数据和身边的各种干扰所淹没，而且这种情况还有愈演愈烈之势，即使我们可以脱离这个喧嚣的环境，但要同时在现代社会中继续贡献力量真的是难如登天。现代生活已经将我们的大脑塑造成训练有素的精兵，运转得越来越快，要处理的事情越来越多，全天候不间断地接收和传输信息，并且需要源源不断的刺激来维持这种快节奏的生活，这些刺激来自电影、电视、谈话，甚至新闻，我们生活中的一切事物每时每刻都在刺激着我们的神经。我们中的大多数人，哪怕几秒钟不看电子屏幕，都会感觉魂不守舍。

现代生活逼我们做出相应的改变。相比人类历史上的其他阶段，我们的大脑目前不得不处理的数据量比互联网、智能手机和社交媒体出现之前增加了成千上万倍。尽管一些专家的确在怀疑我们大脑的硬件是否正在悄然发生变化，但根据我们了解到的情况，大脑的硬件并没有改变。但为了努力适应高速发展的生活节奏和不断涌入大脑的海量数据，我们不得不培养出一些全新的，甚至通常是违反社会规则的习惯来应对这一处境。这些习惯结合在一起形成了一个新概念，我们称为多变注意力刺激特质（Variable Attention Stimulus Trait，VAST）[1]。

无论对于确实患有 ADHD 的患者，还是对于只是具有环境因素诱发的 VAST 的人们，至关重要的是去标签化，帮助他们更多地关注自身内在的积极特质。当然，需要澄清的一点是，我们并不是希望这些人

---

[1] 卡丽·费布尔（Carrie Feibel）是旧金山公共广播电台（KQED）的健康内容类编辑，她向我们推荐了这个短语和缩写词。我们非常喜欢并在征得了她的同意后采纳了这个概念。

矢口否认正在经历的痛苦和它所带来的消极影响，而是希望他们能够同时认清它所带来的积极影响。

在下面我们对 VAST 的描述中（表 1-1），你会清楚地看到，描述 VAST 时完全没有必要用上"障碍"或者"缺陷"这样的词，因为我们不是将其视为一种疾病，而是把它看作一种特质。你还会注意到，这种特质包含了很多容易被我们忽略的优点。ADHD 的医学诊断包括 9 条注意障碍症状和 9 条多动或冲动症状（这些症状的完整列表参见附录），诊断要求至少符合 9 条相关症状中的 6 条，而 VAST 的判断依据和正式的 ADHD 诊断截然不同，它并没有规定具有多少符合条件的症状就能够确诊，所以我们更喜欢称症状为"描述"或"自画像"。

事实上，《精神障碍诊断与统计手册（第 5 版）》中关于 ADHD 的诊断标准无意中给人们带来了很多困惑。人们经常会这样问："我是患有 ADD 还是 ADHD？"从专业角度讲，现在已经不存在 ADD 这种表述方式了，只有 ADHD。但是仍有一些具体的诊断分类标准，如在注意障碍的维度上，如果你符合 9 条症状中的至少 6 条，但在多动或冲动的维度上并不符合以上条件，那么就可以被诊断为的注意障碍为主型的 ADHD，这就是以前所谓的 ADD。如果在注意障碍和多动或冲动两个维度上，你都符合 9 条症状中的至少 6 条，那么就可以被诊断为混合型的 ADHD。如果你属于那些极少数人中的一员，仅在多动或冲动的维度上符合条件，那么就可以被诊断为以多动或冲动为主型的 ADHD。

我们为 VAST 提供的判断依据根本算不上传统意义的"诊断标准"。但是，如果你在表 1-1 关于 VAST 的描述中能清晰地看到自己的影子，这些描述能精准概括你的一些典型表现，并且能把你和其他人明显地区别开来，那么 VAST 对于你来说再贴切不过了。我们也会讨论如何充分利用这些特质使你过上幸福的生活，这将使你受益匪浅。

最后，在表 1-1 中，你很快会发现，每一个积极特质都对应着一个消极特质。就像 ADHD 一样，VAST 也存在相互矛盾的特质组合在一起的情况，积极特质和消极特质共存，就像硬币的两面，向上的特质对应着向下的特质。这恰恰很好地解释了为什么具有这些特质的人生活得如此混乱不堪。你也会注意到，VAST 的描述词和 ADHD 的大部分描述词之间有很多重叠的部分。

表 1-1　VAST

积极特质	消极特质
热情的、热心的、理想主义的，为事业或朋友可以义无反顾牺牲一切	在工作中容易变得僵化，可能变得狂热盲目、咄咄逼人、缺乏理智，具有亚哈船长综合征 ①
有时做事一丝不苟，特别是在非常重要的项目上	通常的情况是杂乱无章，甚至是极度混乱不堪的，混乱完全占据上风，经常把学习、工作和婚姻都搞得一团糟甚至岌岌可危
可以在短时间内完成很多事情	持有截然不同的时间观念，在他们的世界里只有现在和非现在两种时间，所以经常做事拖延，几乎不可能按时完成任务
欣赏另类的、不寻常的、非传统的事物和人	尽管适应环境、遵守规则明显是最有利的，但还是无法做到
出类拔萃的梦想家，有远见卓识的人，插着想象的翅膀、乘坐幻想号航班，每天生活在自己无穷无尽的想象中	有时对现实感到厌烦，以至于故意忽视或者逃避现实情况，并因此陷入麻烦之中

---

① 亚哈船长是美国浪漫主义文学巅峰之作《白鲸》（*Moby Dick*）中的主人公，他身上有一种不同寻常甚至令人恐惧的偏执，所以亚哈船长综合征也经常用来指代那些具有偏执、疯狂特征的人身上的一系列特质。

续表

积极特质	消极特质
能直面错误，敢于说出别人不敢说的话，直言不讳，耿直坦率	会伤害到别人的感情，也会使自己的利益受损，即便不想，也会在不知不觉中表现得残酷无情
对于自由和独立充满强烈的渴望，想要自己做老板，掌握自己的命运	团队合作有困难，难以接受命令或服从指挥，个人生活中的亲密关系经常出现问题
富有创造天赋，头脑中的新奇想法就像爆米花一样随时都会爆发	很难理顺头脑中的千头万绪，也很难把想法付诸实际，做出有成效的事情
天生对周遭世界充满好奇，总是急切地想要知道关于是谁、是什么、在哪里、为什么、如何等问题，不得到满意的答案誓不罢休，具有打破砂锅问到底的精神	无论时间多么紧迫，都特别容易被身边的新奇事物、谜题、难题、悬而未决的问题或极具诱惑力的机会干扰而分散注意力
精力充沛，似乎永远不知疲倦	容易冲动，不能静下来思考问题，也不能和同事或亲人一起闲聊
头脑灵活敏捷，甚至能清晰记得好几年前事情的细节	走进隔壁房间却忘记要拿什么东西，经常忘记把车钥匙放在哪里，忘记带钱包、眼镜、雨伞，把购买的东西忘在推车上就离开
主意多、点子多	头脑中的想法太多了，导致任何一个想法都无法深入发展
有决断力，能够在瞬间果断地做出重要而复杂的决定	缺乏耐心，讨厌处理模棱两可的问题，经常鲁莽行事
总在事件一开始表现出难以遏制的兴奋，比如新计划、新交易、新想法、新项目、新关系刚产生的时候	强烈的兴奋感稍纵即逝，难以长时间地维持一项兴趣
勇于承担责任，能够完成需要去完成的事情	在授权方面经常遇到问题，不认为别人也能像自己一样把事情做好
坚韧不拔，永不放弃，永不言退	固执己见，宁愿按照自己的方式做事，最终遭受失败，也不愿接受别人的建议从而获得成功，能够把一生的时间都花费在自己并不擅长的领域，试图努力把弱项变成强项，但大都收效甚微
一冲动就采取行动	更多的情况下做事情拖拉，这一点将会成为一个巨大的问题
勇于创新，富有独到的见解，能够先于他人找到解决方案、提出新奇的想法	可能看起来怪诞奇特、异乎寻常，甚至疯狂到不可理喻，时常因为过于离经叛道和傲慢自大而令人反感

续表

积极特质	消极特质
胸有成竹、充满自信	内心深处没有信心、缺乏安全感，尽管外表看起来充满自信，但内心觉得成功是虚无缥缈的
极其勤奋刻苦	需要被外界驱动或强迫，丝毫不能松懈，经常处于狂热状态
思维敏捷	思绪纷乱、难以平复，而为了平息奔腾的思绪容易出现成瘾行为
敢于冒险，危机和危险能激发出专注力和最佳表现	只有处于危险之中才能感受到活着、确认自己是真实存在的
高瞻远瞩，比其他人更具全局眼光	在具体执行和细节处理方面经常遇到问题
慷慨无私，心胸宽广，愿意付出而不图回报	对自己的财产满不在乎，一时冲动甚至可以把自己的整个店都白白送给别人
幽默有趣，社交场合的灵魂人物，可以和周围的每个人快速熟络起来	内心深感寂寞，曲高和寡，觉得没有人真正了解自己
改革开创者	不能也不愿意遵守指令
对感兴趣的事物可以保持高度专注	容易分心走神，对不感兴趣的事物心不在焉，经常摆弄电子设备但难以真正投入其中
在很多领域都极有天赋	在很多领域都无法充分发挥潜力
热爱生活，想尝试一切事物，永远不会满足	过度承诺，经常把自己逼到绝境或濒临崩溃
强大的领导力，具有超凡的人格魅力	厌恶自己的领导地位，担心自己会让其他人感到失望，对自己身上的魅力茫然无知
在高度刺激下会表现突出、超常发挥	发现日常生活中的满足感过于平淡无奇，因此会打破看似普通的快乐去创造高度刺激
热衷辩论、冲突和争吵	亲密关系会因此变得困难重重，除非伴侣也喜欢这些行为

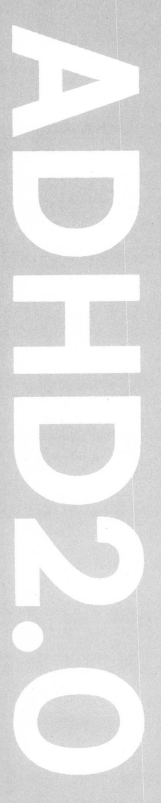

第 2 章

**每个分心者都有一颗
布线独特的大脑**

让我们一起认识一下汉克，他天生就是做销售员的料，非常善于和人打交道，能够准确判断别人的性格。

然而在光鲜标签背后，汉克却备受煎熬，甚至连"煎熬"都不足以描述他一直以来忍受的精神痛苦。他经常花费整段整段的时间陷入愁思无法自拔：在这里花 15 分钟，在那里花一个小时，有时是整个上午，有时是更长的时间……每当汉克试图稳定承载注意力的"木筏"时都感到十分绝望，因为那些烦人的纷繁思绪、图像、想法和感觉就像河流中的礁石一样，在他的脑海中一个个不停地冒出来，朝"木筏"撞去。汉克拼命保护自己的"木筏"不被撞击、不被湍急的河流冲走。

一个阳光明媚的下午，汉克坐在客厅的安乐椅上，双脚踩着地板，手放在椅子扶手上，似乎正凝视着窗外的景色。实际上此时的他正被头脑里源源不断冒出的可怕思想牢牢遏制住而动弹不得。他确实看见了窗外的风景：近处有一棵榆树，远处是街道，但他却无法专注于这些，他看到的是渐渐逼近的危险和越来越多的"暗礁"，它们在他脑海中反复出现。

这种可怕的长时间的愁思像刷牙或上下班一样频繁，成了汉克日常生活的一部分，愁思持续的时间越来越长，而它带来的只有无边的痛苦，毫无收获。

汉克如今已经到了不惑之年，却在工作中表现平平，完全没有发挥出潜能。这并不是因为他资质平庸，相反，他的老板认为他天资聪明、极富才华。汉克的妻子为此非常恼火，用她的话说："汉克之所以这么平庸仅仅因为他无法完全集中精力做事。"

汉克其实更恼火，但这毫无用处，只会令他陷入持续不断的自责中。他曾经尝试服用一些抗抑郁药物，但这些药物不仅收效甚微，还大大降低了他的性欲，减少了他生活中本来就为数不多的乐趣。他接着尝试了心理治疗，让人意想不到的是，心理医生的无能为力让汉克备感内疚，因为汉克觉得那是他自己的原因。汉克在接受心理医生的最后一次治疗时说："医生，这不是你的错。"汉克就此认定自己是不可能被治好的，他坚定地认为："我和别人不一样，我天生带有邪恶的阴暗面，我还是习惯它好了。"

和很多生活在现代都市中的人一样，汉克难免有多方面的担忧，但由于他患有 ADHD，这份担忧被放大了。这对于一种通常和注意力缺乏相关的病症来说是极具讽刺意味的，因为很多 ADHD 患者或者具有VAST 的人，虽然经常注意力不集中，但他们却能将注意力完全聚焦在自己所忧虑的事情上，这使得他们的思维难免陷入千篇一律的模式中，就好像道路上的一条条车辙，人们在驾驶过程中很难避开。非常幸运的是，我们现在已经掌握了这种固定的思维模式形成的原因，同时，我们也清楚如何引导思维摆脱这种僵化的模式。

新发现，新助力

让我们一起领略一下在过去 30 年中人类世界取得的伟大成就之一：脑科学方面的发展。经过数千年的不断发展，道德层面（这完全是意志力的问题，别一味抱怨）、宗教层面（把你所有的痛苦都交托给信仰，或者相信"无论他带给你什么，他赐予的都是最好的"）以及哲学层面（尽力做你能做的事情，对于不能做的事情，就安然接受）对于精神痛苦的各种解释和层出不穷的治疗方法已经过时，生活在如今这个时代，我们完全可以借助先进的科学知识去探究行为背后的物质基础，即人的大脑及神经系统。

得益于科学技术的不断发展，我们现在有多种手段可以测量大脑中的分子机制、脑电活动、血液流动、葡萄糖（能量）和氧气的不同消耗量，以及大脑多个区域的实际大小，并将大小与相应大脑分区的功能相关联。我们开始逐渐了解影响大脑不同功能水平的遗传学以及表观遗传学，后者将不同环境对基因表达的不同影响也考虑进来。

例如，根据表观遗传学的理论，如果你天生有易患抑郁症的基因，但你很幸运地拥有慈爱的父母并受到良好的教育，这些基因可以一直不被表达。也就是说，即使你携带着可能导致患抑郁症的基因，你的一生也可以免受抑郁症的困扰。反之，如果你的父母缺乏爱心，或者你从未接受过良好的教育，也没能建立积极健康的人际关系，更糟的是如果你遭受过精神创伤和虐待，这些基因被表达的可能性要大得多。无论对于哪一种特质、症状、障碍或者疾病，先天基因和后天环境总是共同发挥作用并产生影响，良好的后天环境可以显著降低不好的天性和易患病的基因所带来的影响。恶劣的后天环境，比如感情冷漠或关系疏远的父母，持续不断的冲突，成长过程中遭受的直接的精神创伤，都会抑制良好的天性和优秀基因的作用，妨碍它们正常发展。

表观遗传学的研究成果已经帮助我们证明，大脑在人的一生中都具有可以改变的神奇能力，这种能力称为神经可塑性（neuroplasticity），这是过去一代科学家在神经科学方面取得的重大发现之一。在此之前，人们习惯认为大脑基本在某个特定的年龄段，比如 30 岁，就发育成熟了，而在那之后大脑就此定型，不会再发展了。

这种关于大脑固定不变的观念催生了大量的陈词滥调，比如"老狗学不会新把戏"，甚至教"中年狗"新把戏也很吃力。又比如人到了 30 岁，大脑就停止继续发展，就像美洲豹到了一定年龄，身上的斑点就不会有任何变化一样。再比如你永远都是现在的样子，你最好慢慢习惯，因为任何治疗、生活经历都不会对你的大脑结构或者个性产生重大影响，只有疾病、中风、癌症、酒精、药物或者认知障碍会对大脑产生影响，但这些只会令情况变得更糟糕。

上述观念其实是非常错误的，正如许多过去我们熟知的思维常识，我们现在开始持有完全不同的观点。多亏一批又一批神经科学家的辛勤工作，我们得以了解这样一个真相：你做什么，你爱怎样的人，你住在哪里，你吃什么食物，你的运动量有多少，你在承受着何种压力，你是否养宠物，你是否经常笑……所有这些关键因素和无数其他宝贵经历都会以一种极其微妙的方式不断地改变你，而你的大脑反过来也会对此做出回应。

我们完全有能力改变自身和发展的方向，大多数人都没有意识到这是一个多么振奋人心的消息！诚然，这绝对不是一件轻易就能做到的事情，但这是可以实现的，而且无论在人生的什么年龄段都可以。只要你想获得全新的生活、崭新的爱情和更美好的一天，什么时候都不晚。日复一日，大脑不断给我们提供成长的机会，我们要做的就是亲手打开这个珍贵的礼物。

过去 30 年的科学成果至少为我们提供了一部分答案：ADHD 和 VAST 的核心问题是积极特质和消极特质共存所带来的明显矛盾及巨大张力。这一点清晰地为我们揭示了在 ADHD 患者的大脑中究竟发生着怎样激烈的碰撞：积极特质带来创造力、创业精神和活力的同时，消极特质带来一些不切实际的幻想、担忧和愁思，同时 ADHD 患者还承受着成瘾和冲动的折磨，甚至由此走上一条通往自我毁灭的不归之路。如果汉克早了解这一切的话，他也许能够摆脱那些使他痛苦不堪的想法，还可以学着利用自己身上难得的天赋，比如同理心、高情商和强大的创造力，在销售行业中脱颖而出。

关于大脑

在第 1 章中，我们强调过，ADHD 是由一系列相互矛盾的积极特质和消极特质组成的一种综合征。其中每个消极特质都存在一个积极特质与之对应，反之亦然。你可以聚精会神地做事，但有时并不能很好地集中注意力，或者当你并不想这么做的时候，却被迫进入注意力过度集中的状态难以自拔。我们需要特别关注大脑中同时存在的这两种特质所造成的不一致性，也就是说，ADHD 带给人们的从来都不是完全美好或完全糟糕的情况。为什么会是这样呢？我们一起来看一下。

ADHD 患者身上最突出的天赋就是他们无穷的创造力，而最大的问题则是他们飘忽不定的思想，在我们看来，这两种表现其实就是两种不同的心态，可以用天使和魔鬼来称呼它们。这里的"天使"和"魔鬼"完全不涉及宗教层面，而是一种形象生动的比喻，仁慈的天使趴在一个肩膀上给你温柔的鼓励，恶毒的魔鬼则站在另一个肩膀上给你糟糕的诱导，一方面天使恩赐礼物，另一方面魔鬼施行诅咒。我们将给你一些实用的工具，帮助你掌控局面，让恶魔保持缄默，同时激活天使的祝福，而这通常不需要借助药物。

关于大脑，我们先从一些对每个人都有帮助和启发的基础解释开始，不论对于具有 VAST 的人和 ADHD 患者，还是我们在精神病学中所说的"神经正常的人"（Neurotypical，NT），理解这些都很重要。

无论你正在做哪种类型的工作，如煎鸡蛋、写电子邮件、挖掘洞穴，你大脑中各种各样的神经元丛，统称为连接组，都会"被点亮"，即被激活。我们可以通过一种新兴的科学手段——功能性磁共振成像，即fMRI，清楚地看到大脑被点亮的美丽景象。它就像可移动的 X 射线，是目前最先进的技术手段，能够帮助我们观察到飞速运转中的思维。

当你从事一项任务时，连接组就被点亮，这些被点亮的连接组又叫任务正激活网络（Task-Positive Network，TPN）。这个名称恰如其分，因为 TPN 可以让你启动工作模式。你非常认真谨慎地做某件事，保持全神贯注，除了正在做的事情，你对于其他事物并没有怎么留意。在这种状态下，对于当下自己是否快乐你完全没有任何察觉，因为你正全神贯注于手头的任务，不会在自我评估中浪费任何精力。即使没有给你带来更好的感觉，这种状态本身也充满了快乐。有时你可能会对正在处理的棘手问题表现出沮丧和气馁，接着感到勃然大怒或灰心丧气，但如果你坚持继续这项任务并保持 TPN 活跃的状态，那些至暗时刻就会转瞬即逝，因为 TPN，也就是被点亮的连接组将会带着你勇往直前。当你在 TPN 活跃的状态下进行思考时，你就处于"天使"心态当中。但同时你也可能被 TPN 困住，深陷在某项任务中不可自拔，这就是 ADHD 患者容易陷入的注意力过度集中的状态。它非但无法提供帮助，反而会让你卡在那项任务中无法脱身——比如无法立即关闭电子设备，无法关掉电视，或者不能从文章的一个段落顺利转换到下一段落。人们通常认为注意力集中是一件好事情，但其实它也有不好的一面，比如上面提到的注意力过度集中的情况，而这方面的问题往往是人们不容易意识到的。

顺便说一句，现在很多人看起来显得心不在焉或心烦意乱，好像他们都患有 ADHD 或具有 VAST，其中的原因是人们激活自己 TPN 的次数越来越少。现今的人们都是超级大忙人，根本没有足够的时间专注于单个任务，当然也没有足够的时间去挖掘一个深洞、写一封超过两句话的电子邮件，或多观察欣赏一下即将被塞进嘴里的鸡蛋……非常糟糕的是，TPN 和我们的肌肉很像，不经常使用就会慢慢萎缩。因此，当我们的思维经常游走不定时，TPN 的功能就会逐渐退化，我们注意力集中的时间也会随之缩短。

当你让自己的思维从一项任务中偷偷溜出来时，当你完成某项任务时，当你在做事的过程中由于愤怒或沮丧的情绪来袭而停顿太久时，你大脑中的 TPN 将自动调换到不同的连接组。这种连接组被称为默认模式网络（the Default Mode Network，DMN）。这没什么奇怪的，因为我们的大脑自己就默认这种转换。DMN 为我们启动扩展性、想象力和创造力思维模式。DMN 的后半部分称为后扣带回，可以帮助我们更好地保存自传式记忆和个人历史信息，它让我们能够回顾、借鉴和拆解过往之事。DMN 的前半部分，即内侧前额叶皮质，则发挥相反的作用，它使你能够展望未来，思考、憧憬和规划未来的生活。

处于 DMN 被激活的模式中，你可以任由想象力驰骋，甚至可能不小心错过高速公路上的出口，或者在不同概念之间建立有趣的联系，这在人们猜谜语、讲笑话、做填字游戏、做出重要发明的时候会很有帮助。车轮想必就是在 DMN 活跃的情况下发明出来的。

DMN 和 TPN 代表着大脑的两个方面，这两者既以某种方式带给我们帮助、促使我们不断前进，又在适当的时候把我们及时拉回来。二者各有各的作用和特点，并没有好坏之分。DMN 虽然对我们大有裨益，像天使一样，但对于 ADHD 患者或者具有 VAST 的人的大脑来说，它也可能化身为魔鬼，因为这些人身上具有一种超强能力，一旦开启思维的大门，他们就会深陷其中而难以自拔。

失灵的开关

对于神经正常的人来说，周期性地切换到 DMN 活跃模式可以让你获得大脑所需要的片刻休息和适当放松，比如想入非非的专属时间，这并不一定是坏事。但是，极具想象力和创造力的人，比如患有 ADHD 或具有 VAST 的人常常会被 DMN 困住，从而引发一系列可怕的消极、悲观和自我批评的想法，就像我们在本章开头描述的汉克的痛苦经历中看到的那样。

和 5 种感官一样，被称为"第六感"的想象力是人类由千万年进化而来的主要危险探测器。相对于舒适和安全的感受，人们出于本能更容易感到恐惧或幻想灾难的发生，患有 ADHD 或者具有 VAST 的人尤其容易陷入忧郁和沮丧的情绪之中，因为他们的记忆库中储存了一生中失败、失望、羞耻、沮丧、挫败和尴尬的时刻。如果给他们片刻的时间思考一下接下来可能发生的事情，ADHD 患者脑海中想象的大概率是最坏的情况，因为残酷的生活已经给他们上了生动的一课，他们已经习惯性地想"生活糟透了"。

麻省理工学院教授、神经科学家约翰·加布里埃利（John Gabrieli）的研究指出，ADHD 患者或具有 VAST 的人更容易产生消极情绪和想法还有另外一个原因。

"我认为 DMN 是我们身体内部的一套自动执行的自我系统（Selfsystem），"加布里埃利说道，"这有点像生活中一直不停对你唠叨的人。"有些唠叨是有积极作用的，而有些唠叨是具有破坏性的。

ADHD 2.0

套用加布里埃利的说法，ADHD 患者遇到的问题可以从两个方面来解释。一方面是 TPN 和 DMN 两个网络的反相关特性，它们两个就好像跷跷板的两端。一个神经正常的人聚精会神执行任务的时候，大脑中的 TPN 处于活跃状态，DMN 会自动关闭。但在 ADHD 患者的大脑中，当 TPN 处于活跃状态，DMN 也处于开启模式，还试图强行闯入并牢牢控制他的大脑，从而大大分散他的注意力，fMRI 可以清晰地显示出这一点。也就是说，对于大多数人，DMN 和 TPN 可以互不干扰、和谐相处，而在 ADHD 患者的大脑中，DMN 和 TPN 是相互竞争的关系。

在 ADHD 患者的大脑中，不仅 DMN 和 TPN 之间存在相互竞争的关系，DMN 本身的前部和后部区域也存在截然相反的表现。加布里埃利接着表示："通常情况下，在人们大脑中 DMN 的这两部分具有高度的同步性，它们保持同一步调共同作用，而在 ADHD 患者的大脑中则不同，它们不协调，也不同步。"这就是反相关特性的具体表现，DMN 的前部和后部区域并不是齐心协力，而是相互对抗。

厘清上述内容，请再听听加布里埃利对于 ADHD 患者大脑表现不佳的独到见解，他认为还有一个更为重要的问题，就是这些网络究竟是如何相互作用的——既包括单个网络内部的作用，也包括网络之间的相互作用。

加布里埃利对此表达了他最强有力的观点：

> 如果把有关 DMN 和 TPN 的所有复杂内容中的精华部分提取出来，言简意赅地加以总结，那就是 ADHD 患者的 DMN 和 TPN 之间的切换开关失灵了。

换言之，对于大多数人来说，DMN 和 TPN 之间的切换如同啮合良好的齿轮一般不会出现故障一样，如果大脑处于 DMN 被激活的状态就不那么容易切换到 TPN 活跃的模式。但对于 ADHD 患者来说，DMN 和 TPN 之间的切换就如同被磨损的齿轮一样，啮合不再那么好了，相对更容易出现问题，所以他们同时收获了来自天使奇妙的礼物和来自恶魔危险的诅咒。这很好地解释了为什么我们经常在一个人身上同时看到创造力和抑郁情绪，这在有些时候确实会表现为想象力失常。

当创造性的一面被很好地表达时，它就会成就美好的事物，但是当抑郁情绪的一面占上风时，ADHD 患者脑海中就会冒出一个声音吹毛求疵地指责："太讨厌了，你又失败了！"创造性的一面被沉重的心理负担压垮，直到自身的恢复力和活力再将 ADHD 患者从低落的情绪中拉回来，或者大脑中失灵的开关突然恢复正常了，创造力的火苗才重新被点燃。

美好的祝福和邪恶的诅咒在较量中争夺大脑的关注。当大脑中被激活的 DMN 为我们带来可爱有用的图像时，它就是我们的万能工具。但如果活跃模式从 DMN 不小心切换到 TPN，并且后者试图操纵我们的头脑时，DMN 就瞬间化身为魔鬼，成为我们的痛苦之源，导致想象力失常。这种状态下的 ADHD 患者被深深困在对过去的懊悔或对未来的焦虑中，他们可能轻易放弃曾经满怀热情开启的项目，可能犯下粗心大意的错误，更糟糕的情况是，在没有充分理由的情况下，他们可能陷入无尽的痛苦和绝望中。

富有创造力的人都熟悉这样一种现象：创造过程一开始非常顺畅，犹如行云流水一般，中途突然有一个消极的声音试图打断这个过程，那是出故障的"切换开关"允许大脑中的 DMN 去干扰处于活跃模式的 TPN。创造的状态因此戛然而止，一直找不到创造的灵感令人痛苦不已，"备受折磨的艺术家"这个词恰如其分地描述了这种状态。事实上，很多伟大的科学家、发明家、表演艺术家和作家都一直在和大脑的连接故障作斗争，在伟大的作品和绝望的煎熬之间游走挣扎，以致他们常常需要通过饮酒等强迫性活动寻求解脱。

ADHD 与成瘾

当 DMN 在大脑中占主导地位时，它往往有更强烈的渴求。这种强烈的渴求往往可以通过艺术成就、创业中的投机交易，或者爱情而得到极大的满足。但是如果这些努力都没有得到相应的回报，比如创作的小说没能引起读者的共鸣、交易失败、亲密关系结束，你必须重新开始寻找让日常生活充满活力的方法，来满足你对于想象力永不止息的渴望。

虽然这种强烈的渴望能够引领人们在诸多领域取得辉煌的成就，但在极端情况下，这份渴望同样也会导致成瘾问题，这就是 ADHD 患者人群比普通人群成瘾比例高出 5 ～ 10 倍的原因。他们每天生活在内心那份热切的渴望中，这种渴望必须通过某些方式得到满足，获得富有创造力的成就也许是最适合、最有价值和最可以持续的，而各种各样的成瘾行为则是最不适合和最具毁灭性的。

所有这些都有助于解释众所周知的一种现象：极富创造力的天才常常会出现成瘾问题、抑郁症、双相情感障碍、ADHD 等各种精神障碍问题。这在很大程度上是天使和魔鬼同时出现并相互作用产生的效应，一般在极具创造力的人身上出现。在我们已经研究过的具有典型特征的 ADHD 患者中，出现以上效应是因为与此相关的部分大脑出现了连接故障。虽然这种特殊的连接故障尚未被证实，但在我们平时的治疗中，我和瑞迪看到越来越多具有 VAST 的人也正在和成瘾问题进行着不懈的斗争。

运行中的故障开关

你已经对 ADHD 患者大脑中的连接故障和失灵的开关有了一点基本了解，那么现在可以开始试着去识别你自己或者你在意的人一般在什么时候被卡住，以及大脑的哪个部分被卡住了。学习这方面的识别技巧不仅具有学术意义，而且具有巨大的实用价值，我们将在下面进行深入讨论。

在正式展开讨论之前，我先和大家分享一个例子，是关于瑞迪的叔叔罗恩的。罗恩已经去世了，但是有关他 ADHD 的趣事成为整个家族中的奇闻逸事，并且直到现在仍然会在节日时的家庭聚会上被深情地讲述。

罗恩是一位深受爱戴的小学教师，他和他心爱的妻子格蕾琴一起抚养了 4 个孩子。有一年，为了庆祝春天的到来，罗恩和格蕾琴兴致勃勃地去商店购买植物和一些器材。他们先把车停在停车场，然后分头行动，罗恩去买植物，格蕾琴前往器材部。罗恩带着满腔热情一猛子扎进了自己的 DMN 活跃模式，在脑海中想象着眼前看到的花花草草会在自家前院呈现出怎样的美丽姿态。他在自己的记忆库中快速搜索着种植工具的位置，并幻想着经过自己精心布置的院子如何令人陶醉。

买完植物，罗恩飞奔回家，立刻着手在前院挖坑，他直接进入了TPN 活跃模式，甚至到了一个非常离谱的地步。他有条不紊地调整和分配植物之间的距离，精确地挖掘大小一致的土坑，拿出买来的植物，然后端详着它们的根茎，仿佛在欣赏一件艺术品。

这种沉浸的状态一直持续到他十几岁的女儿勒妮回到家中。

"爸爸，妈妈在哪里？"

花了整整一分钟的时间罗恩才猛然想起，自己刚刚把格蕾琴落在商店了。当他开车离开停车场时，正全神贯注于 DMN 的前半部分，满心欢喜地规划未来，想象花园的美丽景象，正因如此，他没有连接到 DMN 的后半部分，把妻子和他一起开车去商店的记忆完全抛在脑后了。

如果你认为罗恩想起他挚爱的妻子被孤零零地滞留在商店就会惊慌失措、深表歉意，那你就大错特错了。罗恩此时正深陷在 TPN 的活跃模式中难以自拔，完全专注于最重要的种植任务，无心顾及其他事情，他一只手继续小心**翼翼**地抚平牡丹花周围的泥土，另一只手将钥匙扔向蕾妮，吩咐她开车去接她母亲。

"可是，爸爸，"蕾妮说，"我刚刚才拿到实习驾照，还没有拿到正式驾照，我不能一个人开车。"

罗恩平时非常关心他的 4 个孩子。蕾妮学开车时，他经常陪伴她并给予指导。在这个故事发生的时候，罗恩已经为蕾妮安排了下一周的驾驶考试，所以他非常清楚蕾妮当时只有实习驾照，但他的大脑过于死板地专注于当前任务，根本没办法和 DMN 中的历史记忆联系起来。

对罗恩来说，把格蕾琴丢下的情况并非是一个孤立事件。格蕾琴是代课老师，她去家附近的学校工作时，罗恩通常先开车送她上班，然后再前往自己的办公地点，下班时也会把妻子一起接回家。但是有很多次罗恩在走到家门口时才意识到忘了把妻子接回家。

直到若干年以后，当罗恩和格蕾琴带着儿子接受 ADHD 测试的时候，精神病医生告诉他们，ADHD 倾向于家族遗传，并询问罗恩是否也想做相关的测试。没错，正像你预料的那样，罗恩的测试结果远远超过了诊断标准。

虽然你可能会对罗恩的故事报以会心的微笑，故事里的一些情节也可能经常发生在你的身上。但实际上，大脑中接连出现错误和连接故障的后果很有可能是灾难性的，也更令人疲惫不堪。它会严重影响你的学业、工作、人际关系和生活幸福感。ADHD 患者或具有 VAST 的人由于被困在大脑的某种模式中，而经常忍受着仅仅落后别人两步的持续挫败感。

当 ADHD 患者或具有 VAST 的人被困在 DMN 模式中时，会出现另一个极为常见的问题，我们称之为芭蕾旋转综合征（Pirouette Syndrome），表现为绕了一圈回过头来再次确认是否已经完成某事，而实际上这件事已经做过了。有些人转身回来确认他们是否已经锁好了门，有些人要确认自己做完饭关了火，还有些人则是回头去确认自己是否忘带东西。当你处于 TPN 的活跃模式但并没有保持专注的时候，就需要花费大量的精力去检查，甚至是反复检查，以确保你没有把事情搞砸。很有可能你确实锁好了大门，关好了燃气阀，带齐了东西，但就因为你当时没有集中注意力，萦绕心头的疑虑让你感觉心里没底，必须回去检查确认才能安心。

和上面芭蕾旋转综合征的问题正好相反，DMN 化身为魔鬼施加的另一个诅咒是灾难性思维，我们称之为小鸡综合征（Chicken Little Syndrome）。一位年轻的律师就表示她有这方面的困扰，有一段时间她很难开展新的案件，因为她一接新案件大脑就立刻跳转到 DMN 有关未来的部分，并且久久停留在那里。没完没了的各种负面幻想困扰着她，因此她经常为这些问题困扰：她的辩词会出问题，她的当事人可能会有上千种不当行为，她会有上万种可能和陪审团争吵并且最终把案件搞砸……她非常清楚，为了更好地以防万一，制订备选方案总是有帮助的，但是如果在这方面花费过多的时间，就无法专注于手头的任务，也无法靠有效工作来防止错误的发生。

在第 1 章我们提到过 ADHD 患者有"浮想联翩"这个特质，灾难性思维当然属于浮想联翩的一种表现形式。你的上司对你最近的工作发表了评论，但在你看来却是对你的否定，于是你 DMN 的后半部分立刻超速运转起来，你把老板之前说的话从头到尾回顾了一遍，仔细琢磨自己究竟做了什么错事才受到这样严厉的批评。怀疑上司在挖苦你，然后你痛批了自己一顿，使劲回想自己究竟说过或做过什么才引发了上司这样的负面评论，你认真剖析在工作中可能出现过的每一件不够完美的事情，重温在上司和同事面前的尴尬场景……过度的焦虑情绪萦绕在你的心头，挥之不去。

当你反复思考并列出清单的时候，你 DMN 的前半部分在高速运转。为把事情解释清楚，你在脑海中一遍又一遍地预演着要对老板说的话，你想要谴责她刚才恶劣的态度，并愤然辞职离开，但是一想到老板的反应和自己临阵脱逃可能导致的结果，又充满了担心和不安。这是因为大脑中 DMN 的前半部分已经习惯了预期类似的负面事件还会再次发生，于是头脑中的那个声音又一次出现："你会把事情搞砸。"

战胜魔鬼的智慧

在神经科学领域有这样一句名言非常盛行：连在一起的神经元，一个被激活，另一个也会被激活（Cells that fire together wire together）[①]。诚然，当你陷入愁思时，你会反复琢磨某些事情，时间久了会在大脑中产生消极想法的连接。而我们对神经学的理解也为解决这个问题带来了一线曙光：如果真像那句名言所说的那样，连在一起的神经元都会被激活，想要形成越来越多的永久性连接，你就需要从另外一个方向再次激活这些神经元。窍门在于利用 DMN 转换轨道的功能，因为如果它能带领我们的思维跑到黑暗之中，那么我们也可以让它切换轨道，朝着曙光飞奔。这是一个光明和黑暗互相较量的游戏。

我们也可以换一个角度去理解这个窍门，那就是试着通过全身心专注单个任务，让 TPN 的活跃模式保持更长的时间。你可能会对此产生

[①] 此观点出自赫布理论（Hebbian theory），这一理论由唐纳德·赫布（Donald Olding Hebb）于 1949 年提出。——译者注

顾虑：问题的关键就是我不能专注在单项任务上啊！其实你可以做到的，因为你已经是一名分心大师了，现在就动用这神奇的力量让你的注意力进行转移吧。这里的重点并不是要保持多高的工作效率，而是能否顺利地启动切换开关。

为了更好地实操练习，当你开始反复思考并陷入消极情绪时，就起身去别处看看，你可以做任何事情，就是别待在那里任凭自己胡思乱想。你可以四处走走、喊两嗓子、跳吉格舞、切芹菜丁、弹钢琴、喂狗、单腿站立唱歌、吹口哨、跳绳、模仿动物的叫声、做填字游戏、看书。对呀！为什么不干脆写本书呢？总之，做些事情让你的大脑运转起来，也可以尝试呼吸练习。选择一个你感觉舒服并容易集中注意力的模式，例如 6-3-8-3 呼吸法，即吸气 6 拍，屏息 3 拍，呼气 8 拍，屏息 3 拍，重复进行，几轮循环以后，你就可以成功地摆脱 DMN 对你的控制。

这里的核心要点是：关注你自己以外的任何事情，TPN 一旦被激活，DMN 就会随之关闭。能够真正做到这一点是有难度的，因为 DMN 极具诱惑力，你被扑面而来的负面信息淹没，这些信息非常吸引人并且富有说服力，它们都来自你过去宝贵的经验。但你必须不让自己被 DMN 吸引，必须马上做一些积极的事情，以便迅速启动 TPN。

一旦成功启动 TPN，你通常可以把可怕的魔鬼变回以前可爱的天使，你可以重新引导想象力，从而为 TPN 提供所需的积极的、有建设性的素材，然后 DMN 就恢复了它本来的天使形象：促进想象力自由驰骋。只有当大脑处于静止和休息状态而不是创造状态时，它才会涌出恼怒，化身为魔鬼。这时一旦任其自由发展，天使般的美好想象会瞬间变成魔鬼般的疯狂想象，这个恶魔专为懒人找活儿干。

这里想提前给你一个警告：尽管我们把 TPN 吹捧为你的盟友，但值得注意的是，它并非无可指摘，它也可能走向另外一个极端。事实上，我们经常将 ADHD 的反面称为"注意力过剩障碍"（Attention Surplus Disorder）。具有这种障碍的人往往是官僚主义者、缺乏感情的人、教条刻板的人，他们注重细节，从不迟到，遵守规则，不苟言笑，从来没有新的想法，他们习惯性地被 TPN 困住。想想在罗恩的故事中，他对植物过度专注，完全忽略了应该为自己的过失行为表达适当的歉意和同理心。当你被 TPN 困住的时候，很容易用机械的而不是关联的方式来考虑他人的感受，"一根筋"描述的就是这样的问题。

一项针对管理者的研究表明，完全专注于工作任务的管理者比其他管理者对团队的支持和培养更少，他们可能表现出思想僵化、心胸狭窄、无法接受他人想法的特点。研究表明，催产素可以改善这一现象。催产素也被称为爱情处方或拥抱激素，通过大大的拥抱或生成温暖的社会关系得以释放，对于前面提到的管理者，催产素不失为一剂良药。虽然拥抱在工作场所可能显得不那么合适，但你可以试着和你所爱的人多多感受拥抱带来的神奇力量。那些养宠物的人具有"专属处方"，因为宠物本身就有治愈功能，也许是时候考虑把更多的宠物带进工作场所了。

汉克能做什么

如果汉克能够明白那些反复出现且让他痛苦纠结的想法、感受并不能真正反映现实情况，而是他头脑中丰富想象力的产物，那么他就能学着将注意力从深深的恐惧和虚构的厄运中转移开，摆脱掉它们的困扰和阻碍。

也许汉克同时需要药物治疗，但更重要的是需要有人指导他如何关闭 DMN，如何不养魔为患。汉克能够通过把想象力和有用的任务联系起来的方式，将 DMN 转变成天使的模样，从而激活 TPN。除此以外，冥想、运动和良好的人际关系也可以有效减少"失灵的开关"带来的负面影响。

对于我们的很多患者来说，这个认识都是非常有用的。这些在科学文献上最新发表的热点内容，对我们的很多患者来说都是闻所未闻的新鲜事，它们可以有效减轻 DMN 可能引发的痛苦。

虽然从解剖学、生理学、生物化学和突触传递等层面解读 DMN 异常复杂，但如果使用通俗易懂的话描述，连外行也很容易理解。因此，我们一起用尽可能简明的语言概括一下本章的内容：

> 不要养魔为患。
> 不要注意它，狠狠切断它的氧气。
> 做其他能吸引你注意力的事情。
> 行动起来，不要停下！

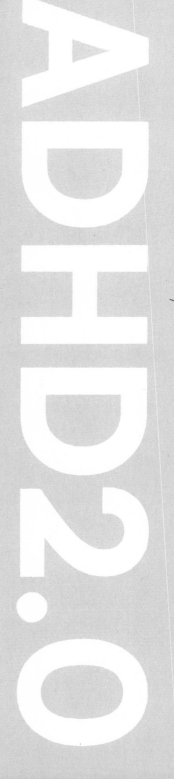

第 **3** 章

强化小脑，给超速的大脑及时踩刹车

结合上一章对 TPN 和 DMN 的讨论，你会发现，我们生活在一个对人脑的理解不断深入的时代，而人脑是自然界中最令人着迷、最错综复杂、最令人震惊、最强大有力、最变化多端和神秘莫测，以及最重要的一点——最具有创造性的产物。我们每个人都有独属于自己的神奇大脑。

这里有一些关于大脑的数字：从外形看，大脑和美丽两个字毫不沾边，它的重量约为 1 400 克，大约是抹香鲸脑重量的 1/3、金鱼脑重量的 1.5 万倍。成年人的大脑里大约有 1 000 亿个脑细胞。每个神经元和成百上千个其他的神经元都是通过叫作突触的连接点相连，这样的突触数量多达 150 万亿个，我们的大脑因此而充满生气、活跃又灵动。

另外一个和大脑相关的重要进展，就是我们对脑组织中小脑区域的理解，这对 ADHD 患者或具有 VAST 的人来说具有巨大的和充满希望的影响。

小脑位于大脑的底部和后部两个金橘形的脑叶中，它的体积非常小，

只占脑容量的 10%，但它的功能却十分强大，因为它包含了大脑 75%
的神经元。

人们在几个世纪前就已经知道小脑的存在了，达·芬奇在他的作品
中就使用过"小脑"这个词。我们知道，通过与内耳的前庭系统相配合，
小脑的作用就像一个小型的陀螺仪，协调我们身体的平衡和运动。事实
上，以上这些部分通常被统称为前庭小脑系统（Vestibulocerebellar
System，VCS），这是一个不太显眼的系统，却参与协调和强化各种身
体技能的工作。

认识 VCS

鱼能够无意识地和自动地保持或改变它在水里的位置，这要归功于
它的 VCS 一直在努力地工作，它令鱼在水中保持良好的平衡，并且可以
"意识到"自己是垂直、水平还是斜向游动的。

由于鱼类比我们人类出现得更早，可以说这套定位系统已经经过了
长达数百万年的漫长进化。但人类进化的方式无疑要复杂得多，人类的
小脑和前庭系统在出生后要花好几年时间才能发育成熟。

当你观察一个婴儿学走路的样子时，你能很容易看出人类的小脑在
生命早期阶段是多么不成熟。当婴儿开始迈腿走路时，他们像醉汉一样
摇摇晃晃，只是比醉汉看起来可爱得多。早期的 VCS 就像蹒跚学步的孩
子一样，每天都在飞速地进步，它的成长能帮助我们掌握各种全新的身

体技能，令人难以置信。

接下来我们以学习骑自行车为例来讲讲 VCS。开始学车的时候，几乎每个人都很难找到平衡，也很难协调统一那么多微小的肌肉去控制身体倾斜的角度或避免摔倒。慢慢地，你学会了做细微的调整来保持平衡，因为你的 VCS 与运动神经元直接相连，你向这边或那边倾斜一点来及时调整姿势，这样你很快就可以骑自行车上路了。如果你必须依靠前额叶，即我们进行批判性思考的大脑前部的皮层部分来计算这些修正动作，你每次都会摔得很惨，因为前额叶的思考速度大约是小脑计算速度的 10 万分之一。

经过一段时间的练习，人们就可以不假思索地骑车了，当然，有些人的练习时间长一些，有些人的练习时间短一些，通过反复练习，这一必要的神经过程就会根深蒂固。即使你有一段时间不骑自行车，再次尝试骑车时 VCS 也能帮助你保持身体稳定。技巧可能会变得生疏，但小脑所形成的神经通路会一直存在，一旦你掌握了骑自行车的技能，你可以做到即使几十年不碰自行车也依然会骑。我们经常用"就像骑自行车一样"来形容你只需学习一次就能终身掌握的技能。

任何一个需要全身心投入，必须瞬间对突发情况做出反应的工作，都是依靠 VCS 实现的：音乐会上的钢琴演奏，脑外科手术，飞机的紧急迫降。这么说可能有些抽象，让我们一起来看一个更为明显直观的例子，至少这对于电视观众来说更容易理解，那就是美式橄榄球比赛中的四分卫（quarterback）球员。身体平衡对于四分卫显然很重要，因为他必须绕开抢断者，躲避擒抱，同时还要环视整个球场。四分卫首要的任务就是保持平衡，除此以外还有很多重要的任务，如果你要列出所有的观察结果及四分卫必须根据这些做出的相应决定，这个列表会长到包含数百项的内容。那么对于四分卫，准确来说到底有多少时间来完成所有这些任务呢？普遍可以接受的说法是，职业四分卫必须在接到中锋发球后的2.8秒内带球完成一些动作，比如抛长传、递传，或持球冲锋等。如果超过2.8秒，那么糟糕的事情就会接连发生：被对方球员擒抱、拦截，接连失球……最终输掉整场比赛。

显而易见的是，四分卫在场上绝对没有时间坐下来拿量角器和计算器来策划他的完美一抛，他甚至连有意识地将记忆库中类似的情况快速闪过并做出决定的时间都没有。四分卫在赛场上的瞬间决定来自夜以继日的视频学习、实践摸索、反复排练和艰苦训练，直到能在现场随机应变，几乎不假思索地做出判断，我们认为这样的决定更接近于极端情况下的条件反射，而不是真正意义上经过反复思考做出的决定。这其中的整个过程，包括脑分叉点级联和突触放电，都属于小脑的管辖范围。

当然，事情也有出差错的时候。

可以试试这样做：用一根食指触摸你的鼻尖，然后用同一根手指触摸你面前约30厘米的东西，比如墙壁、书或者家具，这时再次用指尖触摸你的鼻尖。如果这一系列动作对你来说做起来很容易，你得感谢你的小脑，因为它处于正常的运转状态，能够准确辨别物体的距离和方位。如果你误判了手到墙壁的距离而返回，或者触摸到了空间中的某个点而不是自己的鼻尖，就说明你有一定的辨距困难（Dysmetria），意思是对于距离的判断出现错误，这是一种空间判断障碍，表明你的小脑出现了功能障碍。小脑功能障碍通常由手术、创伤、感染、中风或其他脑损伤引起，引发的其他身体症状包括容易失去平衡、步履蹒跚或者步态畸形。

改善小脑功能就能改善 ADHD 症状

1998 年，我们对小脑的理解向前迈出了革命性的一步，这一步对 ADHD 的治疗产生了出人意料的重大影响。杰里米·施马赫曼（Jeremy Schmahmann）是哈佛医学院神经学教授和马萨诸塞州总医院医生，现任该医院神经解剖学和小脑神经生物学施马赫曼实验室主任。他在《认知科学趋势》（*Trends in Cognitive Sciences*）杂志上发表了《思维障碍》一文，这篇论文基于他对小脑损伤患者进行测试和观察的研究成果，提出小脑功能障碍不仅会导致人身体失衡，还会导致人情绪失衡。长期以来，小脑的作用一直被理解为一种调节步态和身体运动的陀螺仪或者平衡器，对此，施马赫曼解释说："小脑还可以调节认知能力和情绪的平衡。"

通过证明小脑在人们学习新技能、调节情绪和保持专注中起到的关键作用，施马赫曼颠覆了一代又一代人的固有认知。简而言之，他的理论是长期以来人们对小脑功能认知的一种创新扩展，他的研究认为，位于大脑后端的两个金橘状结构发挥着更重要和更核心的作用。

事实上，神经学中现在有一种公认的综合征，称为小脑认知情感综合征（Cerebellar Cognitive Affective Syndrome，CCAS）或施马赫曼综合征，它是由于中风、创伤、肿瘤切除手术、遗传变异或任何其他损伤对小脑造成的损害导致的。小脑认知情感综合征的症状包括执行功能障碍、语言处理障碍、空间认知困难（通过绘制时钟或立方体进行评估）和情感（情绪）调节障碍等。这份认知问题清单听起来是否很熟悉呢？简直和 ADHD 在这方面的症状如出一辙。

在 2004 年发表于《神经精神病学和临床神经科学杂志》(*Journal of Neuropsychiatry and Clinical Neurosciences*)的一篇论文中，施马赫曼介绍了通用小脑转换器（Universal Cerebellar Transform, UCT）这一概念，它是思维、情绪和行为的稳定器。他将 UCT 称为"振荡阻尼器"，这意味着 UCT 可以减少我们思维、感觉和行为中不规则的波动。通过对 UCT 受损人群的案例研究，施马赫曼认为 UCT 具有"自动平滑所有领域的性能"，而不会中断有意识的思考。它可以帮助你保持施马赫曼所说的"自我平衡基线"（Homeostatic Baseline），通过发送不影响意识层面的微小信号来帮助人们保持情绪和认知的稳定性。这至少在一定程度上解释了人们如何在头脑中通过一系列的不断修正、及时中断或自我挑战来引导正确的想法，而不会感到困惑。这也有助于解释人们为何在爱情的狂热中不会精神错乱，又为何在勃然大怒时不会语无伦次。而在一些小脑受伤或功能受损的患者中，这些能力是严重缺失的。

我们可以借前面章节中提到的角度来思考 ADHD 患者所面临的根本挑战，他们拥有一个跑车一样的超强大脑，这样的大脑，其运行速度和释放的情绪水平都是非常高的，所以需要一个更好的刹车控制系统与之匹配。如果施马赫曼的研究能够证明各种小脑损伤都会导致 UCT 失去控制，那么做出如下的假设也是顺理成章的：通过增强或者恢复小脑功能，使其达到最好的运转状态，制动系统的能力可能会得到加强，从而增强对思想和情感的合理控制，避免在其处理过程中浪费任何天赋或能力。

施马赫曼的研究和其他磁共振成像的研究成果表明，ADHD 患者两小脑半球中间的狭窄部分，被称为小脑蚓（Cerebellar Vermis）的区域，比非ADHD患者稍微小些[①]。就像举重练习不断刺激和加强肌肉一样，刺激和强化前庭小脑系统（VCS）可能有助于减少 ADHD 的负面症状，这样的想法是完全合理的。而这一想法主要得益于神经可塑性的概念，即大脑在人的一生中都可以进行改变，这一点我们在第 2 章中讨论过。在脑组织的所有区域中，小脑是可塑性最强和最容易产生变化的区域，它能够促进现有神经元的生长，使神经元在扫描屏幕上看起来更茂密，让小脑本身具有更多相互连接的分支，宛如枝繁叶茂的树冠。现在基本上已经得到证明的是，人们可以把自己的小脑带到"小脑健身房"去进行锻炼并增强小脑功能。当前很多治疗方法正在致力于做这样的事情。

新平衡疗法

改善前庭系统的健康状况且有可能增强小脑功能的一个方法是训练患者的平衡能力。事实上，使用平衡训练缓解 ADHD 症状和阅读障碍的方法已经流行了几十年。20 世纪 60 年代，一个名叫弗兰克·贝尔高

[①] 这种差异并没有大到有助于诊断测试的程度，但在大量的磁共振成像中，这个差异就足够大了，值得进一步研究。

（Frank Belgau）的人发明了贝尔高平衡板。贝尔高是休斯敦的一位特殊教育工作者，他自己也有严重的学习障碍①，根据他的经验和观察，平衡能力和学习是密切相关的。贝尔高大力发展了平衡板疗法来帮助他的学生。虽然他从未做过对照研究，而对照研究是治疗科学合规化并获得商业化推广所必需的一个环节，但很多人信任和崇拜贝尔高，贝尔高平衡板至今仍在一家名为学习突破（Learning Breakthrough）的公司的赞助下进行销售。

　　脊椎推拿治疗师罗伯特·梅利洛（Robert Melillo）将贝尔高的工作又向前推进了一步，他撰写了《失联的孩子》（*Disconnected Kids*）一书。基于这项工作，梅利洛创建了自己的公司，并在美国各地特许经营了 100 多个脑平衡训练中心（Brain Balance Achievement Center）。这些中心开发和提供的平衡训练方案主要运用的是梅利洛关于大脑两半球之间连接和断开的理论。梅利洛的脑平衡项目针对的是比一般 ADHD 患者病情更严重的儿童。参加训练的儿童每周必须去中心训练三次，每次一个小时，训练收费也不低，如果加上来回的交通费用，这些孩子及其家庭需要投入大量的时间和金钱。但在我们看来，脑平衡训练中心确实为那些患有严重 ADHD 或孤独症的儿童提供了有价值且通常有效的治疗。

　　另外一个值得一提的治疗项目叫活力表现（Zing Performance），它对于包括空间意识和学习障碍在内的更广泛层面的问题都很有帮助。

---

① 哈洛韦尔博士撰写了贝尔高回忆录《平衡的生活》（*A Life in Balance*）的序言部分，该回忆录讲述了贝尔高在平衡方面的工作。

我的儿子曾经通过活力表现项目治疗阅读障碍，我的妻子因为经常把车开上路肩的问题也报名参加了这个项目，整个治疗过程对两个人都有很大帮助。

在活力表现项目中，受训者首先通过线下或线上的形式评估其视觉跟踪的速度和准确性以及注意力的持续时间。评估完成后，受训者将进行一系列的练习，频率是每天两次，每次 10 分钟。活力表现有各种各样的练习项目，在实践中可以不断变换，但所有练习项目都有一个共同点，那就是通过提高身体的平衡性和协调性来刺激并强化前庭小脑系统。

练习包括这样一些项目。

- 旋转刺激，就像小孩子经常做的那样，不停地旋转身体直到感觉头晕为止，这样做的目的是激活前庭系统。
- 横向刺激，包括从一侧向另一侧倾斜，结合动作和内容进行适当变化。
- 垂直刺激，包括原地跳跃和向前跳跃。

你需要站在平衡板上，这个平衡板与贝尔高平衡板没有什么不同。当你可以掌握平衡后就需要闭着眼睛站。接着继续增加难度，仍然需要你闭着眼睛，同时做一些简单的计算或者倒序复述数字；或者睁着眼睛站在平衡板上，同时做向上抛球的动作，一开始是一个球，接着是两个球，再稳稳地接住。

受训者的具体表现各异，但是随着他们在训练项目中不断进步，训练难度也会相应增加，整个训练通常需要 3 ～ 6 个月的时间。如果受训者认真且有规律地进行训练，这些练习确实会对他们的前庭系统产生很大的影响，很多受训者反映他们的 ADHD 症状有所改善。

活力表现项目目前正在进行一项随机对照试验，希望以此得到资金和机构方面的支持，这项试验将是证明疗效的黄金标准测试。与此同时，确实还有一些不错的数据为这个训练项目做强有力的支撑。有覆盖各个年龄段的 5 万名患者参与活力表现项目，分别或同时进行 ADHD 与阅读障碍的治疗。据活力表现项目的创始人温福德·多尔（Wynford Dore）称，80% 的参与者取得了巨大的成功。多尔本人对该项治疗非常自信，他向所有报名参加该项目的人承诺无效退款，后来多尔表示，确实很少有人要求他退款。

对作者个人而言：我们已经看到很多具有可能性的突破最后都以失败告终，实在有点身心俱疲了。但一句俗语给了我们启发："当一种全新的、令人兴奋的治疗方法出现时，要趁它还有效果的时候尽快应用。"我们已经看到了很多治疗方法，比如新药物或新设备、大脑训练游戏等，都经历了从一开始被无限推崇到最后一文不值的过程。然而，我一直在为我的一些患者提供活力表现项目的治疗，并且取得了良好的效果。我认为活力表现项目至少可以成为我们治疗工具箱中的一个有力工具，并且有望通过它改变治疗规则。

一个勇于打破常规的医生

早在施马赫曼发表有关小脑的敏感性和内耳工作原理研究成果的 20 多年前，一个具有开创性的，也可以说是离经叛道的人物——哈罗德·莱文森（Harold Levinson）就开始走上治疗 ADHD 和阅读障碍的成功之路了。当然，究竟如何评价他完全取决于你的观点，施马赫曼在小脑方面的研究也许可以对这位医学博士的治疗方法做出一定解释。尽管人们仍然视莱文森为行业非主流，但他直到我执笔撰写本书时仍然在坚持实践。莱文森的治疗方案是给患有 ADHD 和阅读障碍的人开晕车药，如美克洛嗪（Antivert, Bonine）、茶苯海明（Dramamine）和苯海拉明（Benadryl）等。我们对莱文森坚持己见的勇气感到敬佩不已。莱文森在报告中说，他的患者取得了极好的治疗结果。如果不是这样，也很难相信这些患者会几十年如一日地坚持找他治疗。这么看来也许他的做法也并不是那么疯狂离谱。

既然内耳和前庭系统在 ADHD、阅读障碍和一系列其他疾病中起着极其重要的作用，那么，随着这一理论的日益清晰，莱文森可能会赢得更多的尊重。因为我们自己没有亲眼看到，也没有仔细研究过相关益处，所以我和瑞迪都没有在治疗过程中为 ADHD 患者、阅读障碍患者或具有 VAST 的人开过晕车药，但我们两人都同意，有越来越多的证据表明前庭小脑系统所起的作用远比我们以前认为的大得多。

一个病例

我最近通过电子邮件的形式对上海的一个小男孩进行了一次不寻常的问诊，在这个过程中就使用了小脑刺激法。这个真实的病例不仅体现了提高自身平衡能力所产生的巨大影响，也很好地展现了我们在本书中强调的两个主题。

- 重建联结能够带来力量。
- 关注孩子的优势而不是只盯着他的劣势。

2018 年 10 月，一个阳光明媚的上午，我站在上海的一座剧场的舞台上，面对着大约 250 名中国成年听众演讲，其中 90% 是女性，有母亲、老师，还有几位我后来才发现是孩子的祖母或外祖母。

我之前曾数千次站在台上演讲，但那天却感到前所未有的紧张，因为我即将得知我的想法能否在这片土地上传播开来。中国人口是美国人口的 4 倍，中国有悠久的历史，相比之下，美国历史从 1607 年建立詹姆斯敦殖民地算起，只有 400 多年，两个国家的语言和文化截然不同。

尽管有如此多的差异，但至少我很了解 ADHD。我一直梦想着将我治疗 ADHD 的方法带到太平洋彼岸，去帮助中国的孩子，但我不知道中国人会如何理解和接受这些方法。我强调的人与人之间的联结在这里适用吗？中国会接受一个由美国人倡导的"首先帮助孩子在教室里感到安全"这样的理念吗？中国人会怎么理解"老师应该关注开发儿童的想象力，而不是机械式的死记硬背"这样的理念？有关注意力和情绪障碍的一系列概念是否可能被老师视为学生不遵守纪律的借口而不予理会呢？

"答案就要揭晓了。"我深深吸了一口气，开始了演讲。我以前从来没有这样做过：每说几句话就需要暂停一下等着翻译完成他的工作，然后从上次暂停的地方接着讲，然后再暂停……这次演讲我没有带任何笔记，也没有播放幻灯片，对我来说这也是一个挑战。我演讲的大部分内容都在描述一个将典型 ADHD 症状集于一身的患者，包括他的行为、诊断以及富有同情心和基于优势理论的治疗方法，为了保护隐私，患者的特征和问题是我编造出来的，这些内容来自我在临床实践中遇到的真实情况。

一开始我根本不清楚听众是怎么想的，他们茫然地盯着我，好像完全没听懂一样。但是，随着翻译一句句逐渐深入，听众的面部表情发生了细微的变化，这么一点点变化也可以说明问题了。

我开始被听众的表情所激励，浑身都充满了能量，变得越来越活跃。我能看到他们在笑，这是充满善意的笑。我感觉到我的演讲正在引发听众的强烈共鸣，逐渐被他们理解和领会。每次当我停下来等待翻译的时候，我都能看到一些听众热泪盈眶。

演讲结束时，我赢得了全场热烈的掌声，很多听众来到讲台上和我打招呼，有些听众现场购买了《分心不是我的错》这本书。

之后，一位母亲走上讲台，有点紧张地站在我面前却一直没有机会开口，于是我邀请她来提问。她对我表示感谢，并告诉我她 7 岁的儿子和演讲中描述的那个有注意力问题的男孩情况非常相似，然后详细描述了她儿子的特征。"我们必须让你儿子得到他所需要的帮助,"我说,"就在现在,越快越好。"但这位母亲在杭州,而我平时都在美国,所以我决定和她通过电子邮件沟通,试着做出一个合适的治疗方案。

在接下来的几个月里,我们做到了,治疗开始了!这成为我 40 年职业生涯中最不寻常的一次问诊。我本人只见过这位母亲(我们姑且叫她莉莉),就在上海演讲那一次,交流的时间非常短暂,只有大约一分钟;我从未见过莉莉的儿子,也就是这位年轻的患者,我们干脆叫他塞缪尔吧。

我们远隔重洋,我对莉莉、塞缪尔、塞缪尔的父亲、塞缪尔的学校及老师、他所上的课程、中国的习俗、莉莉拥有的资源等完全不了解,在基本上一无所知的情况下,我能做些什么来帮助她的儿子呢?但是莉莉并没有被眼前的情况吓倒,况且她觉得自己在杭州也找不到塞缪尔需要的帮助,她很希望试一试来自大洋彼岸的治疗方案。

这正是我自己身上 ADHD 和 VAST 大显身手的时候,这个挑战大大激励了我,而且我觉得这是一个非常适合我去挑战的困难(关于恰当的挑战,请见第 5 章)。我认为这样的尝试也不会造成任何伤害,所以决定开始。

首先,我必须记录病史并做出诊断。莉莉给我发了一张塞缪尔的照片,照片上是一个穿着黄色衬衫、蓝色短裤的可爱小男孩在户外踢足球。他看上去开朗快乐,讨人喜欢,但莉莉告诉我塞缪尔在注意力和方位记忆方面遇到了问题,他的学习成绩也每况愈下,他变得越来越不开心。

塞缪尔是左撇子，但是按照中国人的说法他的用手习惯已经被"扳过来"了，所以他现在用右手写字。我深知这种"扳过来"的方式往往会导致儿童自身的一些问题显现出来。

我给莉莉发了《精神障碍诊断与统计手册（第 5 版）》（DSM-5）中关于 ADHD 的诊断标准，要求她对照确认塞缪尔的所有症状是否符合这些标准。说实话，我并不知道莉莉会如何看待诊断这件事，也不知道她是否能真正理解诊断的意义。

我发送电子邮件后不到 24 小时，莉莉就回复了我。在她看来，塞缪尔具有诊断标准中列出的每一种症状。如果这算作是一个传统意义上的注意力测评，那么诊断结果就是非常明确的：塞缪尔是混合型 ADHD。

精神疾病的治疗比任何其他专业治疗都更依赖于患者和医生之间的关系。从技术层面讲，塞缪尔是我的患者，可实际上莉莉才是我的患者，因为自始至终我都是和莉莉保持着密切交流，好在我们有了一个很好的开始。尽管可能有很多不利的因素在等着我们，可是从有利的方面看，莉莉的英语口语和书面表达都很好，我不懂汉语并不会造成太大影响。她的积极性也非常高，明确表示想和我一起努力帮助她的儿子。

但我必须面对一个摆在眼前的实际问题：我能设计出一个适合当下的特殊情况的治疗方案吗？莉莉无法轻易地找到一个适合的精神科医生，所以在整个治疗过程中不会有中国医生的参与，这意味着我们不能使用药物进行治疗，拟定的方案必须让莉莉按照电子邮件中描述的内容就能在家操作。

因陋就简，借助现有的条件我们也一样要想办法完成治疗。很幸运，电子邮件为我们提供了快速及时的交流，更幸运的是，莉莉是一位非常积极、聪明的母亲，事实证明，塞缪尔也和他妈妈一样积极、聪慧。

一切开始变得有趣起来。我根据以下策略给塞缪尔制订了治疗方案。

1. 和莉莉建立信任关系。

2. 莉莉读过我写的《分心不是我的错》，她能够借此向她的丈夫、塞缪尔和塞缪尔学校的老师很好地解释我的背景和相关建议。

3. 以优势理论为基本理念。莉莉要向塞缪尔解释，他有一个跑车一样的超强大脑，但只配备了自行车的刹车片。我告诉莉莉，对塞缪尔来说，最关键的是让他明白他跑车般的大脑是一笔巨大的财富，塞缪尔应该为此感到自豪。他现在只需要在刹车片上多下功夫，就能赢得比赛，成为万众瞩目的冠军。

4. 充满温暖的联结。我让莉莉每天早晚多和塞缪尔拥抱，并告诉他自己有多爱他。我强调了肢体接触的重要性，因为塞缪尔在学校里经常遭到责备，需要在家里得到更多的爱作为补偿。我还建议莉莉去和老师沟通，让他们停止对塞缪尔的责备和惩罚。如果他们愿意停止责备和惩罚，我相信塞缪尔会进步得更快，我也对学校提出了委婉的建议："试着用友善和温暖去对待他。"

5. 促进积极心态。我让莉莉对塞缪尔采取持续不断的"你能行"的鼓励模式，努力在他身上植入信念，让他相信自己不仅有能力成功，而且一定会成功。

6. 每天晚上朗读他喜欢的书给他听。

7. 塞缪尔每天上学前，莉莉都要告诉他自己有多爱他，让他知道自己拥有一个飞速运转的大脑，所需要做的就是强化大脑的刹车功能，那样他就会赢得比赛，总有一天他会成为冠军，为他的家庭和国家带来巨大的荣誉。

8. 让塞缪尔做平衡练习，即小脑刺激法。塞缪尔平时踢足球，同时还进行大量传统体育项目的训练，我给莉莉提供了一套提高身体平衡和协调能力的练习，这套练习是活力表现项目的简化版本：塞缪尔必须每天用 30 分钟做下面列举的平衡练习，可以按照他喜欢的顺序来做，还可以适当改变花样，避免时间长了他觉得枯燥。如果可以的话，买一个平衡板，最好是底部呈圆形的，这样在板上保持平衡有一定难度。再买一个充气的健身球，球要大到让塞缪尔坐在上面时脚碰不到地板。

- 单腿站立一分钟或直到摔倒。
- 闭眼单腿站立一分钟或直到摔倒。
- 站着脱掉袜子再穿上。
- 站在平衡板上，最多保持 5 分钟，然后闭上眼睛做同样的动作。

- 双脚离地坐在健身球上，最多保持 5 分钟，然后闭上眼睛做同样的动作。

- 把 5 张扑克牌放在地板上，单腿站立，弯腰捡牌，每次只捡一张扑克牌。

- 做平板支撑，两只手肘在地上做支撑，双脚向后伸直，最多做 3 分钟。

- 学习同时抛接多个球，然后花 3 ～ 5 分钟做抛接球的练习。

塞缪尔立刻就开始进行练习，莉莉也坚持执行治疗方案中她的那部分任务，每天给予儿子大大的拥抱，让她的丈夫也多多拥抱塞缪尔。他们改变了和塞缪尔说话的方式，并要求他的老师也尽量以鼓励为主。为了促进这个目标的实现，莉莉向塞缪尔的班主任推荐了我们的书《分心不是我的错》，班主任看了这本书深受触动，又把它推荐给学校的领导。他们答应不会再对塞缪尔进行责备和惩罚。

莉莉说，塞缪尔在几周内就开始有了明显的进步。他在学校表现得好多了：注意力更加集中，干扰课堂的情况减少了，家庭作业和课堂参与方面也做得好多了。她说，塞缪尔发生转变的消息就像八卦一样在学校迅速传播开来，他同学的父母都很想知道塞缪尔身上到底发生了什么，为什么他的分数一下子提高了这么多。他们好奇地问莉莉，她最近有什么不同的做法。莉莉解释说，最近家里都没有打骂塞缪尔。很多家长听了都对莉莉的丈夫能跟着一起执行这个计划感到惊讶，但似乎没有人对最终的结果提出异议：塞缪尔的行为变好了，也比以前快乐多了。莉莉补充说，其他人似乎都为之感到震惊，因为所有这些积极的变化都发生在短短几周的时间里，并且后来持续了数月之久。

联结、教育、强调小脑刺激的练习和基于优势理论的理念，以上 4 点是这次远程治疗能取得巨大成功的关键。

有一天，塞缪尔在语文考试中取得了第一名，作为奖励，他得到了一块巧克力，他把巧克力带回家给莉莉。莉莉问他："你现在想吃吗？"

塞缪尔说："不，妈妈。这块巧克力实在太重要了，我舍不得吃。"

这个案例成功的第一个关键因素是联结。通过上海那次讲座，我亲自和莉莉建立联结是至关重要的。虽然我不会说汉语，但莉莉会说英语，我们依靠翻译软件的帮助来弥补语言方面的不足。我提供的信息和建议让莉莉大开眼界，从而引发了她的顿悟，突然之间她明白了塞缪尔到底为什么会这样，他并不懒惰，也不需要用惩罚和打骂来鞭策，他真正需要的是学习如何控制他跑车一样快速运转的大脑。莉莉的头脑足够灵活敏捷，能够迅速理解我说的关键点并坚决执行。

一旦我们之间建立了联结和对彼此的信任，下一个关键的因素就是教育。父母和学校的一些老师能如此迅速地一起加入塞缪尔的治疗中来，这真令人激动，父母和老师的参与一直是我治疗中不可或缺的一部分，但即便在美国，我也很难取得如此惊人的进展。在去中国之前，我原本预期对中国父母和老师的教育工作会进展得相当缓慢，完全没料到能够进行得如此顺利。

当然，在学校里为孩子创造一个适合的环境也是至关重要的。学校愿意按照我的每一条建议去做，这充分反映了学校的积极配合，如果没有学校的大力支持，塞缪尔永远不会取得这样的成功。

同样重要的是，他们能够真正理解"拥有跑车一样的大脑，却只配备了自行车的刹车片"这个比喻想要表达的含义，它能准确地描述出ADHD患者所面临的问题，却不会给他们带来羞耻感。如果塞缪尔努力改善"刹车片"的功能，就能够很好地激励他在人生这场长跑中取得冠军，但同时也友善地提醒他在成功之前还需要克服很多困难。这里的关键是始终如一地使用这个理念。莉莉在明白这个理念的意义以后，不再指责塞缪尔"你是个坏孩子"或责令他"振作起来"，而是提醒他说："你的刹车失灵了。"现在莉莉仍然对塞缪尔进行干预，但她不再采用羞辱的方式让他了解必须停止或者改变的行为，因为她深知正确的干预方式对孩子的长期成长和最终的成功至关重要，孩子的羞耻感是最严重的学习障碍。

小脑刺激法是我给塞缪尔使用的主要的、严格意义上来说也是唯一的治疗方法，并最终创造了奇迹。坦率地说，他的进步速度令我惊叹不已。差不多三年过去了，我现在仍然和莉莉保持着联系。她激动地告诉我，塞缪尔还在持续进步，每天都在茁壮成长。

这一切对塞缪尔到底有多重要？真的太重要了，正因为如此，那块得之不易的巧克力才变得如此珍贵，塞缪尔都舍不得吃掉它。一个7岁的孩子竟会以这样独特的方式热切地表达自己的自豪感，真是令我惊叹！

第 **4** 章

增强联结，建立牢固
的安全感

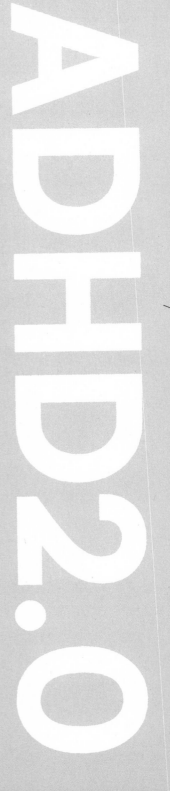

　　1985 年，时任圣迭戈凯撒医疗集团预防医学主任的文森特·费利迪（Vincent Felitti）运营着一家治疗女性肥胖的诊所，效果相当不错。然而，他发现一个十分奇怪的现象在他的治疗中反复出现，他却不知道如何给出合理的解释：很多患者尽管已经呈现出减肥成功的势头，却半途而废。例如，一个本来需要减掉 140 千克的女性，正当她渐入佳境，顺利减掉 50 千克的时候，没有明显的理由，也没有任何解释，突然退出了减肥项目。

　　费利迪天生就具有强烈的好奇心，他决定采访并深入了解这些女性，他需要知道这些离减肥成功仅一步之遥的人们，身上究竟发生了什么事情。他在此次深度访谈中询问的一个问题是："你的第一次性经历是在多大年龄时发生的？"然而，费利迪有一次因为做了太多访谈而感到疲惫不堪，他在询问一位女性的时候发生了一次荒唐的口误，问题变成了"你第一次性经历时的体重是多少？"

　　令费利迪感到惊讶的是，这位女士一点也不觉得这个问题荒唐可笑。她痛苦地回答："18 千克。是我在 4 岁的时候，和我父亲发生的关系。"

接着放声痛哭。

算起来，这只是费利迪遇到的第二个乱伦案例，他完全没有预料到还会遇到更多这样的案例。但是创伤和体重管理之间可能存在联系引起了他极大的兴趣，他在常规访谈清单中加入了这个问题。随着询问的女性数量增多，挖掘出的乱伦案例也越来越多，而且在这些患者的过往中还存在大量其他类型的性虐待。

大量的访谈内容证明，许多女性中途退出费利迪的减肥项目，是因为减肥让她们感受到难以忍受的焦虑和脆弱，这样的情绪仿佛要把她们淹没，而粗大的腰身会让她们感到无比安全，这样可以让男人彻底失去侵犯她们的欲望。因此，即使她们深知肥胖会使自己面临各种疾病风险，也不愿放弃它带给自己的弥足珍贵的保护。

费利迪的意外发现引发了一项具有里程碑意义的研究，这是有史以来规模最大、最重要的公共卫生调查之一。1995—1997 年，研究人员采访了大约 17 000 名研究对象。研究对象大部分是白人，是受过良好大学教育且来自圣迭戈中上层阶级的人，他们有专业的私人医生，因此研究发现的问题不能归因于贫困或者缺乏一流医疗资源。研究人员提出了 10 项关于情绪、身体创伤或虐待事件（包括目睹创伤性事件或自己成为受害者）、使用酒精（包括生活在有成年人酗酒的环境中）和家庭心理健康等的探索性问题。调查结果令人震惊：在一项有关童年不良经历（Adverse Childhood Experiences，ACEs）的测试中，60% 的研究对象报告有过一次不良经历，20% 的研究对象报告有 3 次以上的不良经历，13% 的研究对象报告有 4 次以上的不良经历。

疾病控制中心一直在持续进行这项研究，ACEs 测试已成为许多医疗实践中的标准筛查工具。这是因为它可以帮助预测成年人身体和精神健康方面可能出现的风险：测试结果出现至少 4 项以上的不良经历预示着测试者未来患慢性肺部疾病的概率增加 390%、患肝病的概率增加 240%、患抑郁症的概率增加 460%、自杀企图增加 1 220%。即使测试结果仅有一项不良经历，也预示着测试者成年后酗酒、抑郁和离婚的概率会显著增加。

维维克·穆西（Vivek Murthy）是美国第 19 任卫生局局长，也是《在一起：人际接触在感到孤独时的治愈力量》（*Together: The Healing Power of Human Connection in a Sometimes Lonely World*）一书的作者，他将另一种不良症状"孤独感"命名为美国的头号医疗问题。他在《哈佛商业评论》上的一篇文章中这样写道：

> 在我照顾患者的这些年里，我看到的最常见的问题不是心脏病或糖尿病，而是孤独感。孤独感和脆弱的社会关系会导致寿命缩短，对人们健康的危害相当于每天抽 15 支香烟，甚至比肥胖带来的健康危害更大。孤独感也会增加患心血管疾病、认知障碍、抑郁和焦虑的风险。在工作中，孤独感会降低人们的工作绩效，限制人们的创造力水平，并造成推理和决策能力等执行功能的损伤。为了健康和事业，我们必须迅速阻止孤独感在社会中的悄然蔓延。

在我们关于 ADHD 患者的故事中，你很可能已经猜到了为什么这一点如此重要，这是因为在 ADHD 患者家庭中，ACEs 分数与一般家庭相比要高得多，分数高的人可能是父母也可能是孩子，或者两者兼有。由于 ADHD 的负面影响（刹车失灵），会导致患者的冲动行为并使其常常处于失控的状态，其父母更有可能虐待或摧残孩子，孩子也更有可能疏远、激怒或攻击父母。无论对于父母还是孩子，这都是一个危险因素。

爱可以治愈一切

如果之前人们对这方面还有任何疑问的话，ACEs 研究则从根本上证明了童年时期的不良经历，比如虐待、忽视、暴力、孤独、贫穷、混乱……确实会在个体成年后给其带来负面影响。针对这个问题，有一剂良方：联结。准确地说，是积极的联结，它的精髓被称为爱，拥有一种令人难以置信的治愈力量。纽约哥伦比亚大学教授、精神病学家凯莉·哈丁（Kelli Harding）在 2019 年出版的《兔子效应》（*The Rabbit Effect*）一书中收集了大量的研究内容，都围绕着爱和联结能够带来神奇力量这一主题。这本书的书名来源于一项对兔子的研究，一些兔子被喂食高脂肪食物，来揭示高胆固醇对心脏健康的影响。结果一点也不奇怪，研究人员在尸检中发现兔子的冠状动脉中有大量脂肪沉积，这些兔子一直处于不健康的状态。

但是其中还有一组表现异常的兔子，它们的脂肪沉积比其他兔子少60%。相同的饮食，相同的兔子品种，相同的实验室环境，相同的年龄，这一组兔子心脏中的脂肪沉积为什么明显更少呢？研究人员一时根本解释不清。

作为具有探究精神的优秀科学家，他们进一步寻找合理的解释。最终发现以上差异的产生与饮食、运动、遗传学或科学家曾经预想的其他原因都无关。

研究人员最终揭示出的原因是管理这一组兔子的实验室人员对它们表现出极大的友善，爱意满满地照料它们，在喂食兔子和清洗兔笼时，还不停地和它们说话、温柔地抚摸它们。他们对待这些兔子的方式就像慈爱的主人照料心爱的宠物一样。这时的他们不仅仅是实验室技术人员，也是爱的传递者。是爱最终改变了一切。

爱在人类身上是否也具有这么奇妙的作用呢？哈佛大学医学院的乔治·韦兰特（George Vaillant）领导了一项长达 30 年之久、名为格兰特实验（Grant Study）的著名研究项目。研究人员在该项目中先后对 268 名哈佛大学二年级学生进行了研究，这些学生分别来自 1939—1944 年入学的班级，并对他们做终生跟踪研究。如今，在哈佛大学精神病学家罗伯特·沃尔丁格（Robert Waldinger）的领导下，这项研究至今仍在进行中，成为迄今为止对成人发展持续时间最长的纵向研究。预测人们能否健康长寿、职业成功、收入增长、具备领导力和总体幸福感的最重要的单一因素就是韦兰特说的"爱，仅此而已"。大道至简，这个研究结论是如此简单朴素，并且让人感动和信服。

韦兰特在《经验的胜利》（Triumphs of Experience）中关于该项目研究成果的总结里，提到了这项研究中最重要的经验，用韦兰特的话来说就是，要想让爱发挥其最持久的魔力，被爱的人必须能够从心底真正接纳这份爱、感知这份爱的温暖，理解这份爱的意义，只有这样，被爱的人的身心才能得以滋养。即使你度过了一个缺少爱的童年，在 25 岁时感到空虚迷茫，只要你学会了如何对待爱而不是紧闭心门将爱轻易推开，就算到了 75 岁你还是可以被满足和快乐的感觉环绕。

我的亲身经历就可以证明韦兰特这项研究结果的真实性。我的 ACEs 测试得分为 8 分，考虑到分数从 4 分开始相关风险就会增加，这个分数显然足以使我面临巨大的风险。我本来极有可能表现出疏远家人、抑郁、酗酒、失业、孤独、生病，甚至濒临死亡。然而恰恰相反，我非常享受过去几十年来的幸福婚姻生活，养育了三个适应力强且备受珍爱的孩子，在写这本书的时候我已经进入古稀之年，但是依然保持着健康的身体状态。

从统计学上讲，我自身的情况属于异常案例：我战胜了极端的可能性。但是我知道为什么我能战胜这些困难，我也知道为什么几乎每一个像我这样的人都能最终战胜困难：这是积极的联结所产生的无与伦比的力量。这种积极的联结也叫"维生素联结"，我们喜欢称之为"另一种维生素 C"。在我的例子中，积极的因素在于我和奶奶有着一种极其特别的联结关系，我们的关系充满爱意且妙不可言。我喜欢叫奶奶甘米。甘米总能清楚地意识到我的困境，也能敏锐地捕捉到我的需要，她似乎把为我提供安全的避风港作为自己义不容辞的使命，我们在一起的美好时光既令人难忘又弥足珍贵，这样描述甘米一点也不夸张：

甘米可以把类似剥水煮蛋这样稀松平常的小事变成一次神

秘的外科手术探索之旅，带着我一起寻找名叫蛋黄的金色王国。
她有神奇的魔力，可以把阴暗的雨天变成欢快的节日，把普通
的槌球棒变成女王的权杖。她只要做出羊摇尾巴的有趣动作，
就可以把一个心烦意乱的沮丧男孩逗得前仰后合，她总能在最
低落的日子里把快乐推向高潮。只要知道要见到甘米，我的喜
悦之情就油然而生，整个人就好像被充满电一样。

感觉被理解

一般来说，无论对于多大年龄的人，创造一个舒适的、充满积极联
结的环境都是帮助他们从生活中获益的最关键一步，而缺乏联结无疑会
给他们带来伤害，对于 ADHD 患者尤其如此。

布鲁斯·亚历山大（Bruce Alexander）在他的著作《全球化成瘾》
（*The Globalization of Addiction*）中，使用了"错位"（dislocation）
一词来指代丧失"心理社会整合"（psychosocial integration）的现象。
他解释说，错位对于人们的心理健康是有害的，遭遇错位的人是岌岌可
危的。一个人的崩溃可以体现在多个方面：破坏性行为、极度焦虑、孤
僻少言、厌学、抑郁并产生自杀的想法、饮食失调、自残、工作表现不
佳、失业、婚姻危机……这份令人沮丧的清单上的内容还在持续增加。

尽管亚历山大关注的是各种成瘾问题，但他也完美地描述了很多
ADHD 患者的真切感受，比如被误解、被疏远、被冷落、被嘲笑等。

这些字面描述只能传达出 ADHD 患者复杂感受中最浅的一面。戴夫·皮尔奇（Dav Pilkey）是一位作家兼插画家，他创作了深受儿童喜爱的"内裤超人队长"（*Captain Underpants*）系列图书。皮尔奇上小学的时候，常常被校长用木板打，大部分时间都孤零零地坐在走廊中。数百万患有 ADHD 的儿童正遭受着和皮尔奇类似的、缺乏持续联结的痛苦，仅仅因为他们表现得与众不同，因为他们拥有跑车一样高速运转却刹车失灵的大脑，因为无法得到其他人的理解，这是一件多么可悲的事情啊！患有 ADHD 的儿童通常非常敏感，他们时刻摆出防御的姿态，如果周围的人无法真正了解这点，患儿就很可能成为彻头彻尾的孤独者，成为被取笑捉弄和敷衍的对象。患有 ADHD 的成人看起来懒散、从不积极奋斗，人们对此的第一反应从来都是质疑，而这样的回应对他们同样毫无帮助。

独特的生活经历使得这些缺乏联结的人成了不被注意的少数群体，即使表现得引人注目，即使被诊断是 ADHD 并得到有效治疗，他们仍然会面对各种偏见："知道吗，他是接受特殊教育的小孩。""他有智力障碍。""他有 ADHD，谁知道那是啥玩意儿！""他可是在服用阿得拉（Adderall）的人啊！"ADHD 患者一直在被贴标签。

这些 ADHD 患者，特别是对于患 ADHD 的儿童来说，他们真正需要的并不是惩罚或嘲笑，恰恰是免费且易于获得的"维生素联结"。如果缺乏这份联结，他们会愈加感到被孤立、被疏远，孤独无援。"心理社会整合"看上去是一个繁复的术语，但它意味着一种温暖而奇妙的力量，每个人都能够体会到这种力量的意义，每个儿童或成年人都应该尽可能多地汲取这样的力量。这样的联结应该成为所有家庭、学校和组织的生命线。

　　彼得是我们在咨询中遇到的一位典型 ADHD 患者，他的故事证明了联结的非凡力量。16 岁，上十年级的时候，彼得和父母一起来到了我的办公室。彼得的父母和老师都认为他非常聪慧，还很有才华，但彼得很难完成作业和学校布置的其他任务，现有的学习成绩完全没有把他的聪明才智展现出来。彼得能感觉到老师们通常对他都满怀好意、关心备至，但他还是因为在学校里需要尽最大努力循规蹈矩而备感压力。渐渐地彼得认为自己很愚蠢，大多数情况下他对上学缺乏动力，开始变得厌学。彼得的父亲是一位可能患有 ADHD 的儿科医生，母亲是一位聪慧过人的神经科学家，如果不是因为父母的强烈反对，他很可能会被安排住院治疗。彼得的父母充分相信自己的儿子，一直和他保持良好的联结，并且积极帮助他寻找适合他的应对之策。

　　当彼得和我讨论他的兴趣时，我捕捉到这样一个信息，他在用木头做东西的时候最快乐。于是全家人精心策划了一个计划：让彼得转学去一所与木工有关的职业技术学校上十一年级，彼得的父亲同意在他们的地下室布置一个木工房，这样彼得就能够充分发掘自己在这方面的天赋。对于彼得的治疗，当然还有其他一些策略，他尝试了小脑刺激法（具体内容见第 3 章），和我讨论了大脑 DMN 的性质（具体内容见第 2 章），以及它如何造成彼得平日里浮想联翩和陷入愁思的表现。彼得尝试了几种药物都没有效果，我最后给他开了一种平时并不适用于 ADHD 的药物，我相信这种药可以帮助彼得。我曾明确告诉过彼得，对他来说，未来的道路并不平坦，会充满挑战和挫折。然而，由于父母的信任和与我的紧密联结，彼得终于感受到被理解，第一次感到人生充满了希望。

彼得独特的体验让我回想起自己小时候的一段经历，在我上一年级时，我曾得到一位了不起的女教师的充分理解，对我而言，那是帮我摆脱"错位"困境的一剂良药：

上一年级的时候，每到阅读时间，我们会轮流大声读书。"天翻地覆，跑跑跑，上上上，下下下。"哪怕是这样的简单语句，我也不能正确地朗读出来，因为我有阅读障碍。那个时候，如果你没有一个聪明的老师，你会被嫌弃，因为这么简单的事情都做不到意味着愚蠢至极，所以轮到你朗读时，他们会直接跳过，叫下一个人。但是我的老师埃尔德雷奇非常聪明，在大家朗读的时候她从来不会跳过我，她总是走过来，坐在我旁边，伸出胳膊搂住我。当我结结巴巴地说"起来，起来，起来"的时候，没有一个孩子敢嘲笑我，因为靠山就坐在我身边。埃尔德雷奇老师温暖的怀抱就是我的治疗计划，她促进了我的心理社会的整合。每天都是这样，这真是太棒了。

学校里没有奥顿－吉林厄姆指导教师[1]，埃尔德雷奇老师无法治愈我的阅读障碍，她所能做的就是这些了，但这也正是她所需要做的一切。她用温暖有力的手臂带给我联结的神奇力量，治愈了我真正的学习障碍——强烈的恐惧、羞耻感和自卑。时至今日，我还是一个阅读速度极慢的人，我妻子经常开玩笑，说她简直不敢相信我能靠阅读了解任何事情。其实我的阅读水

---

[1] 指奥顿－吉林厄姆读写法（Orton-Gillingham Approach），通过多方面的方法来强化读写能力，可以帮助患有阅读障碍或者其他学习障碍的儿童。——译者注

平还是不低的，足以支撑我进入哈佛大学，主修英语专业并以优异的成绩毕业，现在写书也已经成为我生活的一部分。如果不是埃尔德雷奇夫人和她的温暖臂弯带给我充满爱的联结，我根本无法取得这样的成就。

我们都很清楚，无论你认为自己多么坚不可摧，如果没有足够的联结支持你，你也会慢慢消沉，变得一蹶不振。很多人并没有充分重视联结本来能够带给他们的力量，他们或是声称自己太忙，无暇顾及联结的构建，或是轻视联结所能产生的力量。还有一些人躲避联结的深层原因是他们对此充满了恐惧，他们害怕联结是因为以前在联结中受到了深深的伤害。

这是我想要对他们说的话，或许对你也有帮助：振作起来，你心灵的创伤会慢慢愈合。破裂的联结和沉没的船只不同，只要我们有足够的勇气再来，每一次联结出现问题和危机的时候，它本身所产生的巨大力量都会将关系从跌落的谷底高高拉起。一旦我们准备好再次出发，联结会重新发挥力量，伸出双臂再次欢迎我们。

如今，我们正生活在严重缺乏"维生素联结"的环境中，所有人都应该充分利用联结为我们带来的巨大力量。很多科学研究表明，只有这样做才能为我们带来真正的改变。恐惧和羞耻感才是人们主要的学习障碍。人们常常忽略了联结的存在，又常常因为联结的缺失而心力交瘁，甚至走到崩溃的边缘。

丰富互联生活的秘诀

如果可能的话，请为你的孩子、为你自己、为你的家庭、为你的组织、为你的社区、为你的国家、为这个世界创造一种相互关联，即互联的生活，这样的生活是获得几乎所有美好事物的关键因素，而且它在大多数情况下都是免费的。

创建互联的生活可以避免因糟糕的童年经历而被毁掉生活，当然，更理想的情形是不要在童年发生糟糕的事情，而尽早建立并发展积极的联结是避免不良童年经历的最好方法。

善良让儿童不断成长，也让成人日益成熟，深刻而多样的互联生活是你能送给自己和家人的最丰富的礼物。联结具有多种多样的表现形式。如何在你或你孩子的生活中使用这种神奇的联结力量呢？这里为你提供了很多想法和启发，其中一些很容易理解，也有一些可能看起来有点奇怪。你可以把自己独特的联结方式添加到下面的清单中。

- 重视和家人一起吃饭。家庭晚餐已被证明能创造奇迹，甚至能提高孩子的考试分数。同时也请重视和其他人一起聚餐。请把孩子们介绍给来自外地的甚至来自外国的人，让晚餐成为人们聚会和交流的重要场所。这样做会让聚餐变成富有意义的社交活动，而不仅仅是补充能量的机会。

- 如果你家里没有人对宠物过敏，房屋布局也允许，那就养一只宠物吧！狗具有友善的特点，会对主人表现出奔放外露而又慷慨无私的爱，我们常常视其为人类最好的朋友，一直对它情有独钟。

同样，猫、豚鼠、鹦鹉、仓鼠、雪貂、乌龟、鱼，甚至是蛇，也很容易成为我们爱的焦点。宠物帮我们提高对爱的感知力。宠物给我们的联结补充了"另一种维生素 C"，这是其他生物不能带给我们的。

● 每天在自己最喜欢的咖啡店驻足，向周围的人打招呼，慢慢养成向陌生人打招呼或点头致意的习惯。这种方式也会为你注入一剂速效"维生素联结"，它会促使你摆脱大多数人习惯的隐藏自己的那种状态。

● 锁定一个最喜欢的加油站，并且经常光顾这个加油站，然后想象一下，给汽车加满油这件看似无聊的事情将会因为你的改变变得生动有趣。实际上，如果你认识加油站里的某些人，和他们大声交谈，就可以把加油变成有意义的时刻。你再也不像以前那样傻乎乎地站在那儿等着给车加油，心中还不断担心着成本问题，无能的感觉油然而生，不禁怀疑这些纷杂琐碎的事情就是你生活的全部。

● 定期和至少两位好朋友保持联系，这甚至比每天去健身房做运动还要好。可以每周安排一次固定的午餐聚会，也可以预留出一些时间和好友打电话聊聊天。过不了多久，你就会非常期待这种定期联络的时刻，尽情享受友爱与亲密。

● 为你的孩子制订一个在外过夜计划，或者邀请其他孩子来你家度过惬意的晚上。如果你是祖父母，和孙子、孙女一起尽情玩耍，共享一段绵长的、没有任何日程安排的美好时光，这会令你精神焕发，也能促进更加紧密的亲子联结。

● 每周至少预留出半小时不受干扰的、一对一陪伴孩子的专属时间。

在这段时间内不要给自己安排日程，只要安全、合法并且不过于昂贵，不妨陪孩子做他想做的任何事情。儿童精神病医生彼得·梅茨（Peter Metz）称这段专属时间为特殊时刻，他认为，特殊时刻对亲子关系以及孩子的归属感和爱的感知都能起到神奇的作用。

- 加入一些经常举办聚会的团体，比如读书俱乐部、讲座营、编织爱好圈子等，然后积极参加聚会。麦克阿瑟基金会关于老龄化的研究表明，参加聚会是与长寿密切相关的两个因素之一，另一个因素是走亲访友的频率。

- 清除自己心中被压抑的愤怒和怨恨，学习宽恕他人和自己。请经常这样做，就像经常给汽车加油一样。要真正做到宽恕，不会只有一种方法，而你需要找到一种适合自己的方法。例如，你可以对自己说，他就是个无耻之徒，但我不会再把我的宝贵生命浪费在对他发怒这件不值得的事情上，哪怕只有一秒钟都不行。宽恕并不意味着你要接受某种恶劣的行为，只意味着你终于摆脱了愤怒对你的捆绑。

- 每天盘点值得感恩的事情。这听起来很老套，却会让你感觉心旷神怡。无论是写书面清单把感恩的人或事罗列出来，还是仅仅花一些时间在脑海中回顾，心怀感恩的生活都会让你感到更加轻松和乐观。

- 多赞美他人。这可能会让被赞美的人感到些许不好意思，但想一想，当有人注意到你的优点并称赞你时，你是不是很开心，甚至有些陶醉呢？那么也请把你的善意回报给他人吧，你也会因此心情愉快。

- 参与某种形式的修行，无论是个人的还是团体的都可以。这里的修行不一定是有组织的宗教活动，可以只是让大家把头脑中的重大问题、想法、不确定性、可能性和希望都倾诉出来与他人分享的活动。找到适合自己的团队是修行的关键，一旦你在团队中找到了联结，它将触及并温暖你生活的方方面面。

- 自己一个人或者和朋友一起在大自然中散步。如果你有条件养一只狗，最好是和狗一起散步！

- 永远不要独自忧愁。这点很重要。当然，需要小心谨慎地选择你分担忧愁的对象。当你选择了正确的人并与之分担忧愁的时候，再大的烦心事很快都会得到解决，有时候甚至可以开怀大笑，释放你背负的一切烦恼。

- 如果新闻容易让你心烦意乱或愤怒不已，那就尽量少看。然而，如果你通过观看新闻能够感到与周遭世界的联系更加紧密，就请不要轻易放弃。

- 无论你在做什么，都要感谢自己通过努力奋斗，成了更好的人。换句话说，这是在与你的美好愿望建立联结，同时也对自己坚持不懈的努力给予充分的肯定。

- 与你崇高的个人愿景建立联结，尝试将它作为你的灵感来源和行动指导，让它深深根植在你的意识中。要做到这一点，首先在身边的人中确定一个你最敬佩的人，然后让心中这种敬佩之情不断激励你。

- 多了解你家族中的先辈。你可以通过档案研究或向长辈提问来了解，擅长提问还有一个额外的好处，那就是了解你和那些长辈之间有何奇妙的联结。

- 和没有亲戚关系的长者交谈，了解他们的生活经历，要谈得足够深入。深度了解长者的人生经历就像在阅读一本伟大的人生小说。

- 如果可能的话，参观访问当地的消防部门，并和某个消防员聊聊他的工作。消防员喜欢和人交谈，他们往往可以成为很出色的联结对象。

- 爬上一棵树，并坐上 10 分钟，这样做可以带给你一个难得的看待世界的新角度，展现在你眼前的很可能是你从 10 岁起就没再见过的新奇景象。你也可以尝试坐在市中心的广场中间，或是坐在人来人往的街边长凳上。花时间留心观察，你会惊讶于你所看到的形形色色的人和物。这样做并不一定会让你和另一个人建立联结，但会让你和过路人的整体建立联结，就好像你在树上静静观察这个世界一样，你关注的不再是某一个具体的人或物。

- 多和梦想缔造者交往，但要避免接触梦想破灭者。愤世嫉俗者可能是有趣的，但这样的人往往容易把你心中的希望之光一点一点消耗殆尽。就像王尔德说的，愤世嫉俗者就是这样一种人："知道所有东西的价格，却不知道任何东西的价值。"

- 始终留心观察那些能够为你的孩子和你自己提供物质和精神帮助的人，而这些帮助是远在你的能力范围之外的。

- 留意任何一位富有魅力的导师。许多研究表明，富有魅力的导师会对患有 ADHD 和具有 VAST 的孩子产生深远的影响，改变的并不仅仅是他们的学习成绩、学习习惯，或者智商水平。如果这些孩子能够遇到这样的老师、教练、亲人朋友，或者其他任何能够理解和激励他们的人，他们的前途将不可限量。

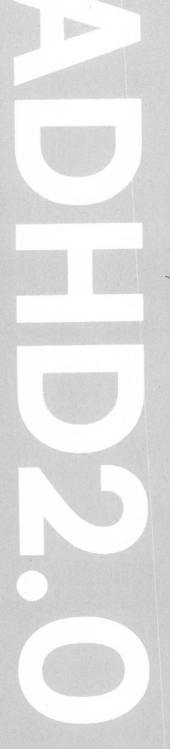

第 5 章

找到恰当的挑战，
释放分心的巨大能量

大多数患有 ADHD 或具有 VAST 的人与生俱来就富有创造性。他们通常喜欢用不同寻常的思路考虑问题，并且能强烈地感受到有一股持续不断的动力驱动着他们去搭建、创造或发展一些事物，小到建一个栏杆、写一本书，大到造一艘船、开办一家公司。他们似乎拥有一种随时随地都想要做点什么的渴望。

如果这种渴望没有得到满足，他们往往会感到倦怠沮丧、缺乏动力、茫然无措。如果让他们把精力投入对创造力没有什么要求的事情上，他们就很容易失去兴趣。简而言之，对于 ADHD 患者来说，无聊就是他们的克星。如果他们发现所从事的工作不但无法施展创造力，反而需要自己尚不具备的技能，他们会在工作上变得瞻前顾后，比其他人更容易遭受挫败。但是，就像童话故事里的金发姑娘 ① 找到恰到好处的东西一样，

① "金发姑娘"源自英国童话故事《三只小熊》（ *The Story of the Three Bears* ），迷了路的金发姑娘跑进森林内，不小心闯进了三只小熊的屋子，在偷吃过三碗粥、偷坐过三把椅子、偷躺过三张床后，她觉得不太冷也不太热的粥最好、不太大也不太小的床和椅子最舒适，因为那是最适合她的。金发姑娘选择事物的原则也叫金发姑娘原则。——译者注

一旦他们找到可以施展创意的有效途径、可以全力以赴的项目，在付诸行动以后，他们整个人就会像被点亮的圣诞树一样闪闪发光，散发出迷人的光彩。

那么对于你本人来说，施展创意的有效途径是什么？对于你的孩子来说，能让他发光的是某样让他热衷的乐器，是夺目的舞台，还是别的什么事物？既有足够的挑战性，又能通过努力完成，难度还适宜的事情到底是什么呢？

发掘超能力

在行为科学领域，ADHD 和 VAST 可以称得上是独特的综合征，因为 ADHD 患者和具有 VAST 的人身上有着一系列相对应且截然相反的特质，每一个被人们明显感知到的缺点都有与其对应的鲜明的优点。但是人们长期以来都忽视了 ADHD 和 VAST 可能带来的优势，医生关注的也是这类人表现出来的问题行为，并试图从病理学的角度寻找原因。因此，ADHD 和 VAST 成对出现的正面和负面的双重特质一直未被人们真正关注和正确理解。也就是说，ADHD 患者和具有 VAST 的人自身的优势被严重低估和忽视了。

当然，大多数 ADHD 患者或者具有 VAST 的人确实在很多事情上表现得一塌糊涂，也因此总是被身边的人数落和指责，但他们通常在某一两项活动中有着出类拔萃的表现，可以成为或者可能成为真正的佼佼者。为此，我们在实践中采用基于优势理论的方法来治疗患者。正如我们经常说的，我们不是治疗人们身上的缺陷，而是帮助他们识别并发挥出自身的天赋。说得再夸张一点，是帮助他们识别自己身上的超能力。

有些人只是凭借好运气取得了一个令人满意的结果，但一件好事的发生为另一件好事拉开了序幕，就这样，好事接踵而至，最终，他们身上的超能力完全被激发出来。我们有一个叫艾伦的患者曾有一段非常有趣的经历。他上高中的时候，为了约会在暑期去打工挣钱，不过他可没耐心填写那些烦琐的工作申请表，对像艾伦这样的 ADHD 患者来说，填这类表格是一件极其头疼的事情，但艾伦非常幸运，当地一家地毯清洁公司的电话号码和他家的电话号码只差一位数，所以他家接到了很多其实是找那家地毯清洁公司的误拨电话，艾伦没有像大多数人那样对误拨电话感到恼火，他当时只有 14 岁，却捕捉到了隐藏其中的难得商机。当又有电话误拨进来的时候，艾伦用他最迷人、最热情的声音回答对方："这不是您要找的地毯清洁公司，但我在清洁地毯方面可以比他们做得更好，并且我收取的费用更低。"艾伦似乎有着与生俱来的抓住机会的天赋。一切都发生在一瞬间，在艾伦自己还没意识到的时候，他就拥有了一门生意。

艾伦当时还没到法定开车的年龄，无法开车上路，事实上他也没有车，所以他联系了一位有车的朋友，和这位朋友一起租了一台地毯清洗机。他们开车去那些打错电话但接受他服务的人家里，这些人非常愿意尝试艾伦提出的方案，很快艾伦和他的合伙人在扣除成本后，每个周末都能赚到 400 ~ 700 美元，要知道，那可是在 1975 年！

在这之后，艾伦继续挖掘着别人注意不到的种种机会。一天，他在一位教授的办公室清理地毯时，注意到那里存放着一台设备。就像大多数 ADHD 患者或具有 VAST 的人一样，艾伦天生充满了好奇心，他问教授这台设备是做什么用的，教授告诉他，那是一台陈旧的电影剪辑机。后来当艾伦又一次去那里时，看到有人在清洗那台机器。艾伦在旁边观看，他发现从拆卸、清洗镜头到重新组装归位，整个过程十分简单，他当机立断，决定开始尝试清洗电影机械的生意。

凭着对清洁电影机械的极大兴趣，也凭着高超的技术，艾伦能够以比竞争对手低 150 美元的价格完成这项工作，他顺利地在当地一家电影制作公司找到了工作，继而结识了很多波士顿地区的名流，其中包括著名厨师朱莉娅·蔡尔德（Julia Child）和 NBA 凯尔特人队的著名球员拉里·伯德（Larry Bird）。

对于别人提到的问题，如果艾伦不知道的话，他总是马上开始刻苦钻研。当时的马萨诸塞州州长需要找人清除房子里的石棉，因为艾伦似乎对清洁领域的各方面都略知一二，所以一位房地产经纪人向艾伦咨询这方面的事情。艾伦其实并不了解该如何清除石棉，但他没有说出来，而是去参加了一个为期三天的石棉清除课程。在十一到十二年级期间，艾伦在一家石棉清除公司找到了暑期工作，并成功为州长清除了房子里的石棉。艾伦在做所有这些零工时都很卖力，他的简历中很快增加了新学到的技能。人们都很喜欢他的精明能干和他钻研好学的精神。有一次，艾伦为一个做宠物美容生意的家庭工作。通过这份工作，他认识了很多生活在郊区的富人，其中一个人经营着一家互惠生①公司，那年暑假，艾

---

① 互惠生指的是通过帮助做家务、照顾小孩等劳动换取食宿和语言学习机会的外国年轻人。——译者注

伦受这位老板聘请，为每个新来的互惠生做导游。

艾伦现在是一位在石棉清除领域做得非常成功的商人，虽然他已经50多岁了，但依然富有创造力，思维敏捷。他的第一项专利最近获得了批准，是一个无尘垃圾箱系统。

艾伦的超能力在于他是一个高超的问题解决者。只要他一直能找到对于现有知识水平构成挑战的难题，只要他不断结交有趣的朋友，只要他坚持孜孜不倦研究事物的运作方式，就几乎没有人能比他更善于将问题转化为机遇。

艾伦通过连续创业的形式最终发现了自己的超能力，还有一些人，发现超能力的过程对他们来说更像是特殊兴趣的意外来袭。例如，一位常春藤联盟大学的教授，如果他没有被诊断出患 ADHD 的话，我们会认为他是具有 VAST 的人。这位教授告诉我们，他上大学的时候找不到任何真正感兴趣的东西，所以他曾认真考虑过从大学辍学去滑雪。

当他已经收拾好行李，准备离开学校的时候，一个他认识的女孩邀请他一起去听物理讲座。他本来对物理一无所知，毫无兴趣，甚至科学方面的内容基本上都让他感到无聊，但他确实喜欢这个女孩，所以就答应在离开大学之前听最后一次讲座。物理讲座开始还不到一分钟，他就把和女孩约会的事忘得一干二净，完全沉浸在讲座讨论的物理问题中。正是这次物理讲座激发了他与生俱来的聪明才智和对物理的兴趣与好奇心，并发展成了他的超能力，使他后来成了这一领域的杰出人物。

触发超能力的"闪电"确实会击中一些人，这种情况并不罕见。一些 ADHD 患者或具有 VAST 的人往往容易匆忙地坠入爱河，可以爱上一个人、一个主题、一个项目、一笔交易或者一个计划。当他们激情四射，干得热火朝天的时候，早已经忘记了自己曾经是多么地怅然若失和孤立无援，因为他们已经完全沉浸在吸引他们注意力的事情中。

但通常情况下，要想识别出自己拥有的超能力，你需要不遗余力地努力尝试，也许还需要反复试错，试错的过程充满了挑战。

评估你的优势

ADHD 患者和具有 VAST 的人需要用挑战来激励他们，正如我们前面说过的，无聊就是他们的克星。然而，诀窍不仅仅在于发现挑战，还需要找到真正适合自己的挑战，我们称之为恰当的挑战 ①。想要找到对你来说恰当的挑战，你最好积极主动，抽时间为自己列一个优势评估清单，写下所有你擅长的项目。

一个非常简单的方法就是和你的孩子、配偶或其他成年人一起坐下来，回答以下问题。和另一个人一起做是因为与他人之间的互动有助于你获得更具创造性、更客观且完整的答案。让提问一方记录下你的答案并作为重要文件好好保存起来。

---

① 找到恰当的挑战是指找到一件既有足够的挑战性，又能通过努力完成的、对自己来说难度正好合适的事情去做，使自己的创造天赋得到充分的发挥。——译者注

1. 你最擅长做的 3～4 件事是什么？

2. 你最喜欢做的 3～4 件事是什么？

3. 在你的生活中，给你带来最多表扬或称赞的 3～4 项活动或者成就是什么？

4. 你最珍视的 3～4 个目标是什么？

5. 你最想在哪 3～4 件事上做得更好？

6. 有哪些事情赢得了别人的称赞，而在你看来是理所当然的？

7. 如果有的话，什么事情对你来说易如反掌，但对别人来说却困难重重？

8. 你在完成哪些并不擅长的事情上花了很多时间？

9. 你的老师或上司可以做些什么来让你将时间更有效地利用起来？

10. 对于你的老师或上司不太了解你这件事，如果不怕因此惹上麻烦的话，你打算如何告诉他们呢？

这 10 个问题的答案可以为你揭示很多信息，而且这些信息具有非常重要的价值。通过这些信息的引导，你可以更加有效地和你孩子的老师或你自己的上司沟通，从而创造更好的学习或工作环境。

如果你的孩子患有 ADHD 或具有 VAST，请将这份简短的优势评估清单带到他的学校。大多数情况下，这些孩子的档案中都充满了负面评论或各种失败的经历，记录孩子的优势项目会大有裨益。让老师了解你的孩子有哪些兴趣也同样重要，这些兴趣涉猎的范围可以很宽泛，比如恐龙、行星、体育、马匹，或者电子游戏，这样老师就可以有针对性地设计出一些辅助项目来帮助孩子保持一定的兴趣度。这对孩子来说是至关重要的，因为容易分心的孩子很可能就是因为感觉无聊才在学校表现不好，而这恰恰会让老师认为孩子并不关心自己的学业表现。如果老师能让你的孩子在课间休息时做自己感兴趣的事，或将你孩子的兴趣融入课程中，你孩子就可能会重新对上学表现出浓厚的兴趣。这样就形成了一个正循环，孩子在课堂上表现出来的兴趣和注意力可能会让老师更相信他，而不是不假思索地训斥或惩罚他。这份简短的优势评估清单可以放入你孩子的学籍档案，在未来几年的学业中，当出现有关孩子兴趣爱好的问题时，其他老师、专家和管理人员都可以参考。

对于成年人来说，优势评估清单可以作为寻找新工作或重新评估现有工作的参考依据。下面说一说总的指导原则，你应该把大部分工作时间花在三个圆圈组成的重叠部分上：一个圆圈代表你真正喜欢做的事情，一个圆圈代表你真正擅长做的事情，还有一个圆圈代表别人愿意支付薪水让你做的事情。你可以利用这个优势评估来帮助自己梳理思路，努力找到重叠区——一个你应该尽可能多地把工作时间投入其中的特殊区域，在这个重叠区里工作，你会展现出最出色的自己，做事的过程也最开心、最享受。

以全新的方式了解自己的优势

有了对自己优势的全面认识，你就已经为科尔比指数测试（Kolbe Index）做好了准备。即使你从未听说过它，但对你而言它可能会是你参加过的最权威的测试之一。

如果你想知道自己到底有哪些优势或者有以下这些困惑，那就赶紧来参加这个测试吧。

- 尽管对自己的优势项目一直了如指掌，但可能从未正式确认过它们。
- 想知道为什么有些任务对其他人来说轻而易举，但对你来说似乎不可能完成。
- 想知道你的最佳状态会在哪里体现，应该把大部分时间花在哪些方面、什么样的工作上。

科尔比指数测试是由一位才华横溢、无所畏惧的教育学家凯茜·科尔比（Kathy Kolbe）开发的。她是在测试研发的环境中耳濡目染成长起来的，她的父亲开发了温德利人事测验 [①]，该测验被用来选拔美国国家橄榄球联盟（NFL）的新球员。

直到从西北大学毕业后，科尔比才把自己的全部研究兴趣放在测试

[①] 温德利人事测验（Wonderlic Personnel Test）是一个高信度而且很简短的一般智力能力测量工具，测量的是语言、数字和空间能力，确定候选人是否可胜任该项工作。它简洁便宜，适用于中小型企业。——译者注

的相关研究领域上，她想弄清楚为什么智力超群的人往往并没有输出更高水平的生产力或创造力。她注意到了一个智商测试和性格评估都没能完全解决的问题，那就是如何界定一个人的努力程度。为此，科尔比开始研究一种评估工具，用来揭示我们每个人身上与生俱来的付出努力或采取行动的方式，她推断独一无二的努力方式能很好地展现一个人的意动（conation）风格。这里，意动这个词源于拉丁语 conatus，意思是努力，词典中对"意动"一词的定义是"人在决定达到某种目的或完成某一项行动而产生的心理状态，也就是意志力"。

这正是科尔比想要研究和评估的内容，因为她想要探索除了促使人们采取积极的行动之外，优势最重要的价值还体现在哪些方面。比智商更重要的一点是，意动风格决定了你在生活中实际做事的情况，从实践的角度来看，这和智商也没有太大的关系。意动风格在拉丁语中也被称为工作方法，而且从医生的治疗目的来看，ADHD 患者最需要了解适合自己的工作方法，这也是我们强烈推荐 ADHD 患者参加这项测试的原因。

经过多年的努力，科尔比开发出自己的测试方法，并对它进行了不断的改进和升级，40 多年来，这项测试的可行性已经在多达 160 多万个病例的研究中得到了验证。

科尔比是这样解释科尔比指数测试的：

> 心智这部分内容可能是人们平时不常听到的，其实，它就是人们做决定时经常提到的"本能"或者"直觉"。这项测试的最大价值是可以了解你的先天优势都有哪些，你的天性体现在

哪些方面，以及你能够如何利用这些优势成就自我，在不感到任何压力的情况下成为最有成效的自己。

　　如果你自身已经具备了某些优势，你会发现，这些优势能够消除你生活中的压力，帮助你改善人际关系，改变你在工作中的互动方式。根据长期测试—重测的信度研究证明，你身上的优势是很稳定的，基本能够保持不变。

如果测试者的年龄超过了 16 岁，请选用科尔比成人量表（Kolbe A Index）进行测试，如果测试者的年龄在 10 ～ 16 岁，请选用科尔比少年量表（Kolbe Y Index）进行测试。这两种测试量表都已经注册过商标，它们分别包含 36 个问题，操作起来方便简单，测试的答案没有对错之分。在测试者回答完所有问题之后，测试将生成由 4 个 1 ～ 10 之间的数字组成的分数，这些数字分别代表了测试者在 4 种行动能力方面展现出来的先天资质，分别是：搜索力、持续力、启动力和执行力。

　　下面我用自己的例子来详细说明这些测试数字到底意味着什么，我们一起来看看我的科尔比指数测试分数，分别是 5、3、9、2。

　　我在搜索力这一项上的得分是 5 分，这是指我如何自觉地收集或分享信息。5 分的分数正好处于中间位置，获得这样分数的人就是所谓的"适应者"。换句话说，我倾向于在以下两种情况中任选一种。

● 获取并了解所有事实以后再下结论。
● 在没有收集到事实之前就简单地做出结论。

如果需要一直二选一，我就会感到压力重重。大多数 ADHD 患者或具有 VAST 的人在搜索力这一项上的得分都普遍较低，但在科尔比测试中不存在任何不好的分数，分数低并不意味着不好，只意味着这类人与生俱来的天赋在于直截了当地切入主题和归纳总结信息，而不在于深入挖掘信息的细枝末节。

我在持续力①这一项上的得分是 3 分，这是指我在处理组织和流程层面的任务上的倾向。从技术层面解释，3 分说明我对于持续做事情是充满抵触情绪的，而这种抵触情绪正是 ADHD 患者或具有 VAST 的人的典型特征。换句话说，我们喜欢走捷径，不喜欢循规蹈矩，在处理问题的过程中习惯随机应变，让解决办法在过程中逐渐显现出来，而不是事先规划好某一种解决方法。

我在启动力这一项上的得分是 9 分，这一项指的是我如何应对风险和不确定性。我在这一项上和大多数 ADHD 患者或具有 VAST 的人的表现一样，我们这类人通常还没等到测试水的情况就直接跳进水里了。还记得前文提到过的，我们做事情的顺序是"开火，瞄准，准备"，而不是常规的"准备，瞄准，开火"。

我在执行力这一项上的得分是 2 分，这一项指的是我处理实际工作和管理空间方面的能力，2 分表明我一般只在头脑里做各种设想和构思，很少去具体安排和实际维持自己在生活和工作中的空间设置。很多 ADHD 患者或具有 VAST 的人的得分处于高分区域，他们在工作的时候需要不断地移动身体和保持运动，他们需要通过实物或采用动手的方式

---

① 持续力是指按部就班、循序渐进做事情的能力。——译者注

去应对问题。

科尔比官方网站上详细解释了这个评分系统，可以帮助你了解自己的具体情况，了解把有限的精力集中在哪些方面会更好。这可不是什么随意的小把戏，你不可能很轻松地获得有价值的信息，但如果你非常认真地研究自己的测评情况，比如，进行至少半小时的认真分析，你就会得到无与伦比的回报。一旦你解开了分数所隐含的深层次含义，测试就会起到事半功倍的效果，你会通过一种更加深入透彻和卓有成效的方式重新认识自己。

我们设计的简易优势清单和科尔比指数测试都能帮助你了解适合自己的工作方法，一旦明确了自己的优势，你就已经走在找到恰当的挑战的路上了。

我就是要走充满艰难险阻的那条路

也许有些人会对我们的建议置若罔闻：不，谢谢了，我就是要走充满艰难险阻的那条路，说得再直白一点，选择那些激进冒险、看似背道而驰的路又怎么了？

对于 ADHD 患者来说，这其实是一件非常有趣的事情，那些别人极力要避免的事情，他们却偏偏想要去冒险尝试。他们喜欢问题，需要有一定的难度，因为简单的事情对于他们意味着无聊，他们需要紧张激烈的挑战所带来的刺激感。但是，如果仅仅为了挑战而接受挑战，最好的情况可能会事与愿违，最坏的情况可能会自毁前程。正如一个叫乔恩的患者所描述的：

> 很遗憾的是，能驱动我前进的并不是让我感到快乐的事情。我需要持续不断地参与一些难如登天的项目，如果不这样做，我就会感到无聊乏味和坐立不安。我告诉我的妻子，如果你把我困在海滩上一个星期，拿走我的手机，还有笔和纸，强迫我放松下来，我可能只能坚持 30 分钟，之后我就会开始用自己的血代替笔来起草商业构思，罗列待办事项。但这样做并不会让我感到快乐，相反，这样周而复始的工作既辛苦又充满压力，对我来说，这简直就是一个无法摆脱的困境。
>
> 我每天都在两个极端之间不断徘徊：要么我做驱使自己进步但并不快乐的事情，在醒着的每一秒里都高度紧张；要么我无所事事，感到索然无趣和焦虑不安。

我们在诊所里经常听到像乔恩这样的表述，在一些人的光鲜事迹中，为了做自己觉得几乎不可能完成的事情，他们不惜付出一切代价，背后的原因却和名誉、物质利益无关。到底是什么在促使这种弄巧成拙的事接连发生呢？就是那股他们想要挑战不可能的天性。

因为在 ADHD 患者或具有 VAST 的人的天性中根本就没有"放弃"这个词。如果富有成效地完成某件事情能够同时让你感到快乐或让你的生活更美好，那么能坚持做这件事就是一种极其美好的品质。但是，仅仅为了坚持本身而持之以恒地做某件事则是毫无意义的，就像日复一日地把一块巨石推上山，只为了第二天再让巨石从山上滚下来一样，乔恩这样的人似乎对于接连不断遭遇失败的过程抱有一种近乎享受的态度，好像生活的本质就是永无止境的痛苦、折磨和失败，无论如何都要坚持到底才会取得最终的胜利。ADHD 患者或具有 VAST 的人习惯于拒绝别人的帮助，这使得他们遇到的问题变得更加棘手。当然，这样也有一个好处，那就是可以帮助他们跳出常规的框架。

有注意力问题的人好像随身携带了谎话探测器，他们往往能十分敏锐地捕捉到别人发表的虚假言论。与别人身上存在的其他缺点相比，他们更加痛恨虚伪，他们在千里之外就能轻易察觉到那些伪善的人。习惯拒绝别人的帮助还有别的好处，他们一般不会加入邪教。

但是，这种特质发展到极端的程度就会有问题了，拒绝别人的帮助会对一个人的学业成绩、职业发展、健康程度和人际关系产生不良影响。我们也说到过，患有 ADHD 的人经常非常坚定地说："我宁愿以自己的方式失败，也不愿在别人的帮助下获得成功！"这种情况屡见不鲜。一个叫格雷格的患者在和我的一次谈话中，试图向我解释他拒绝别人帮助的原因，他的小型公司曾经陷入经营困难。

> 格雷格：这就是我本来的样子。我是一个独立自主的人，而且我一直都是这样。
>
> 哈洛韦尔：如果我能为你推荐一个顾问，他可以帮助你解决导致你现在失败的一些细节问题，比如日程安排和优先级顺序，为什么不接受这样的帮助呢？
>
> 格雷格：因为如果那样的话，获得成功的就不是我本人了，

那是我和顾问一起取得的成功。

哈洛韦尔：但是大多数的成功不就是这样吗？如果在医学院上学时没有所有老师的大力帮助，如果在还是一名年轻医生时没有经验丰富的年长医生的悉心指导，我都不可能成为一名成熟的医生。

格雷格：那不一样，我又不是在医学院，我应该能够凭借自己的能力来运营我的渔具店。

哈洛韦尔：你现在经营的小公司，虽然规模不大，但经营起来至少也和我上医学院一样有难度，关于得到帮助这件事，到底是什么让你感觉如此不舒服？

格雷格：我不知道，就是不舒服。当你让我尝试药物治疗时，我们曾经进行了完全相同的讨论，我想只依靠自己的能力去做事情，想按照自己的方式去生活。

哈洛韦尔：但我想帮助你看到这种方法是多么自毁前程，特别是在当今这个快速变化、日益融合的世界，没有人是完全独立的，也没有人是自给自足的，我们都相互依赖并且彼此帮助。现实点儿讲，你的目标不是追求个人独立，而是有效地相互依存。换句话说，你必须学会既能够给予别人帮助，又能够接受别人善意的帮助，这就是人们的成功之道。为什么要浪费宝贵的时间做你不擅长的事情呢？可以雇用其他人来做这些事情，这样你就可以做你真正擅长的事情。

格雷格：这完全违背我的意愿。

哈洛韦尔：如果是这样，你的意愿会给你带来致命一击，将妨碍你收获本可以收获的巨大成功。你完全具备成为渔业领域佼佼者的才能，很多对这个行业了如指掌的人都跟你说了同样的话，你身上拥有成为企业家的独特优势，好好利用它吧，不要让这种拒绝接受帮助的态度阻碍你取得本应该拥有的辉煌成就！

我和瑞迪与前来就诊的患者都进行过无数次这样的对话。根据我们的经验，一旦人们被诊断出患有 ADHD，拒绝接受帮助是让患者无法取得进步的一个最主要的原因。这就是为什么对于 ADHD 患者来说找到恰当的挑战如此重要。乔恩、格雷格和很多患者用亲身经历给你上了生动的一课，如果这个挑战不合适，你可能要把数年甚至数十年的时间花费在根本不可能完成的事情上，这种毫无结果的苦苦追求令人倍感沮丧，而且愚蠢至极。顺便说一句，同样的原则也适用于经营婚姻和其他类型的关系。

一旦你完成我们设计的包含 10 个问题的优势清单或者通过科尔比指数测试完成了优势项目评定，你应该对于自己擅长做的事情和喜欢做的事情之间重叠的那部分有了更清晰的了解和认识。我和瑞迪虽不能指导你具体如何做这些适合自己挑战的事情，这是你在工作中具备的独特天赋，但我们可以指导你如何使你所处的环境成为滋养才华的沃土，这就是下一章的主题。

第 **6** 章

重构环境，巩固
创造力的源泉

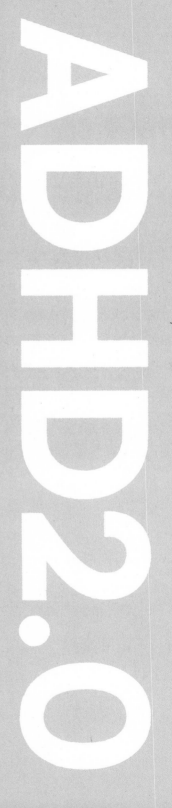

　　在对 ADHD 的认识还比较模糊时，人们就想知道它究竟有多大可能是由环境引起的，改变环境又能够在多大程度上有助于改善 ADHD 带来的问题。查尔斯·布拉德利（Charles Bradley）是第一个给儿童服用苯丙胺（Amphetamine）来治疗 ADHD 的医生，那是在 1937 年，布拉德利运用环境工程的相关原理来管理自己的病房。除了药物治疗之外，他还尝试调节病房的照明，并让工作人员进行不同着装的实验，来全面了解各种环境变化可能会对患者产生什么影响。

　　如今我们已经大大扩展了 ADHD 的范畴，把 VAST 的一系列特质也包含了进来。严格来讲，药物治疗只适用于那些被确诊为患有 ADHD 的人，对于有注意力问题的人来说，以下这几个问题就变得更有意义。

- 什么样的环境可以称之为一流的环境？
- 一流的环境一般由哪些元素构成？
- 营造一流的环境会给患者带来多大的改变？

环境的影响

简而言之，环境对我们每一个人起着至关重要的作用。各种各样的研究都清楚地表明，我们的环境，包括饮食、有毒物品接触、慢性压力和许多其他因素都可以改变基因表达。通俗一点说，你的生活方式将决定你是否会患上遗传性疾病，你的环境就好像是一剂强效补药，用得好的话可以让你精力充沛、容光焕发，但如果使用不当，也可以让你萎靡不振、每况愈下。

很多成年人在他们的环境发生翻天覆地的变化以后才发现自己患有ADHD。例如，当女性孕育或领养第一个孩子时，环境对她的组织技能提出了全新的要求，再加上孕期的生理变化以及哺乳期严重的睡眠不足（生孩子也会使身体发生变化），这些因素确实会打乱她原有的生活节奏。孩子来临之前的平静美好和井然有序不复存在，她感到心烦意乱、手足无措，做什么事情都毫无效率。通常情况下，新手妈妈能够慢慢适应新的生活节奏，或者找到新的方式让生活逐渐恢复秩序、回归平静，特别是当她得到一些帮助并获得良好睡眠的时候，最终又能恢复高效处理事情的状态。但是有时候，新手妈妈出现问题也与潜在的 ADHD 有关，而这两者的关系只有在环境发生剧变的时候才能被发现。

另一个典型的例子体现在学业方面，无论是在小学、大学还是研究生阶段，我们每迈上一个新的台阶，一些变化也会随之而来。以我和瑞迪都非常熟悉的医学院为例，在高中阶段表现出色的学生可以以绝对的优势考取医学院，但在医学院这个新环境里，这些学生必须迅速应对大脑面临的全新挑战。我们经常说，要想尽快适应这种新的学习节奏绝非易事，这就好比学习一项新技能，几乎占据了学生生活中的全部时间，使他们很难保持以前健康有益的生活方式，比如充足的睡眠、均衡的营养和定期的运动。像前面提到的新手妈妈一样，医学院的新生可能会逐渐找到自己的立足点，也可能会出现截然相反的情况，不仅没能找到解决方法，还发现自己具有潜在的 ADHD，经医生诊断后他能够获得一定的帮助。这种情况同时也是滋生 VAST 的温床，VAST 是一种文化诱导的心智状态，这种心智状态一旦开启就很难关闭，特别是当周围的环境一直不太友好的时候。

如何安排你的环境

你显然无法 100% 掌控环境中的所有因素，就像新手妈妈永远无法完全控制宝宝何时睡着、何时醒来，也无法精准掌握什么时候给宝宝喂奶、更换尿布或把他抱在怀里。一些学术或职业方面的新挑战也是这样，知识技术在不断地更迭变化，你必须努力学习新知识才能跟上时代发展的脚步。但是，在你的环境中，也有些事情是你绝对可以控制的，如果还涉及注意力方面的问题，那么必须施加一定的控制。在本章，我们希望你为自己或你的孩子关注以下 5 个环境要素：日常生活中的外在结构①、营养、睡眠、与积极乐观的人交往，以及愿意寻求并接受恰当的帮助。

---

① 外在结构的英文是 daily structure，指的是帮助我们从混沌转向有序的有效方法，帮助我们去做真正想要做的事情，避免不希望做的事情，在规划中实现目标。——译者注

日常生活中的外在结构

创建外在结构并不是 ADHD 患者或具有 VAST 的人自然而然的常规做法，更不用说遵守这些结构并逐渐学着喜欢它了。事实上，外在结构恰恰可能是他们拼命抗拒的东西。毕竟这类人骨子里更向往自由自在的状态，不想被条条框框束缚。但实际上对他们来说，经过精心安排的结构基本上是最重要和最有用的生活方式了。结构就像雪橇道的侧壁一样，没有它，你就有可能冲出道外，引发严重的灾难，无视它，你就要承担可能发生的一切后果。

请不要对结构心生畏惧，因为很有可能你已经在这么做了：在大多数的日子里你都会在固定的时间刷牙和洗澡，你会很有礼貌地说"请"和"谢谢"，如果一切顺利的话，你吃饭的时候会把餐巾放在大腿上，吃完以后会把盘子放到洗碗机或水槽里……拥有这些良好的习惯是因为有人向你强调过它们的重要性，如果你还不具备这些好习惯，那么不妨现在开始，养成好习惯在任何时候都不晚。当然，你也可以通过很多其他方式来改变自己。

让我们先从容易实现的目标开始：制作一个时间表和一张待办事项清单，用这两个传统且有效的方法来创建外在结构将有助于你制订计划、安排优先顺序、更准时地完成任务，减少出现拖延的情况。你只需要坐下来，写下或打印一个时间表、一张待办事项清单，这个看起来简单至极的动作会对你有所帮助，因为每当你把手头上需要完成的任务逐项列出来的时候，你都从神经层面上强化了这些任务的重要性。

如果你是成年人，你会发现，具有日程安排和提醒功能的硬件如笔记本、便笺纸、录音机和具有这类功能的软件如手机上的备忘录和闹钟并不少见，设置你需要的提醒系统是很容易的，但能否真正关注到便笺纸和提醒声音则是另一回事。当设定好的系统发出提醒时，你会随手将提醒声音关闭，因为你知道自己会按计划执行任务。然而，几个小时以后，你突然意识到自己的思想一不小心跑到别的事情上去了，精心安排的计划就此落空，像这样的事情不知道发生过多少次。这种情况也会发生在"神经正常的人"身上，但它确实是 ADHD 患者的常见思维特征。避免出现以上情况的诀窍在于再设置一个提醒，还可以让你的朋友和配偶打电话或当面提醒你，这样你就能够在需要完成的任务上保持持续的注意力。

你当然不用为需要做的每一件事设置提醒，否则你的闹钟或者警报会整天响个不停。这么做也不切合实际，至于原因请参见下文中关于关闭电子设备的内容。而且，没完没了地让身边的人唠叨和催促，这对你和朋友或配偶之间的关系也并无益处。最好的方法是从小事开始做起：选择一两个需要定期做的事情或要完成的任务，建立一个外在结构来帮助你坚持完成这些任务。

在你发现对你行之有效的方式之前不要放弃，请继续尝试并不断摸索吧。每一次按时参加会议或顺利完成家务以后，你都会在内心收获一些自我满足感，可能还会从你周围的人那里得到很多积极的反馈，同时也会增加你想要获得更多奖励的欲望，这些都能够激发你将列计划表和待办事项清单执行下去。

如果你的孩子患有 ADHD 或具有 VAST，你很可能会替他安排日常生活并督促他遵守日程表，每日提醒好让他们可以持续顺利地完成任务。其实你不必如同直升机一样一直盘旋在孩子头顶保护和监督他，也不必替你的孩子处理和解决一切问题。更好的做法是试着把你的角色想象成弹球机上的缓冲器，帮助孩子控制其旺盛的精力和疯狂的想法。简单一点说，当孩子知道谁是真正的负责人时，他会做得更好，明确了自己不是最终的负责人这一点后，他们可以获得内心的安全感和秩序感。这个原理在一定程度上也适用于成年人。比如，在工作中建立一套清晰的指挥系统，这对患有 ADHD 的雇员既能起到很好的导向作用，又特别有帮助。

虽然在孩子的时间表里设定一些固定和明确的期望非常重要，但是，为他安排一些无结构且不受限制的玩耍时间也是至关重要的。比如四处奔跑、来回移动、大胆想象、手工制作……这些看似随意的活动都是孩子童年时期的任务，对于 ADHD 患者或具有 VAST 的人的思维方式来说，这些活动能帮助他们宣泄过剩精力、发挥创造力，是极其必要的。我们很难确切地知道一个孩子在什么年龄能够承担起创建外在结构的责任，当你能真正做到放弃对孩子的控制，并循序渐进地培养孩子的能力时，才能够确保你的孩子已经准备好承担每一项新的责任。

需要注意的一点是：我们不否认电子设备可以帮助成人和儿童创建和保持外在结构，但要特别小心网络和社交媒体可能存在的陷阱。我们只需动动手指，触动一个按键或轻扫屏幕，就能从一个话题快速切换到下一个话题，令人应接不暇的灯光、色彩、图片和新奇想法会给我们带来强烈的刺激感，也会慰藉我们厌恶无聊的大脑。

　　意识到自己有可能会被卷入互联网的巨大漩涡是控制冲动的第一步，接下来针对电子设备我们需要做点什么呢？成年人应该尽量限制自己的屏幕使用时间，可以通过每天关闭设备或把设备放在一边几个小时的方法来实现。如果试着把这当作一项家庭惯例，就更容易做到。晚上一定要让电子屏幕远离睡觉的地方。如果工作不要求你 24 小时随叫随到，晚上你可以在另一个房间为你的手机或平板电脑充电。

　　只要父母能够做到坚决拒绝孩子对于看电子屏幕的请求，患有ADHD 或具有 VAST 的儿童其实是可以不经常使用电子产品的，一旦父母屈服了，给了孩子任由他自己掌控的电子屏幕，就几乎没有什么可以回旋的余地了。至于什么时候让孩子对自己的日程安排承担更多的责任，什么时候可以让孩子自由支配电子屏幕时间，对于每个家庭的情况来说都各不相同。但无论什么时候，只要你决定这么做了，一定要对孩子使用电子产品设置一些清晰的界限，包括不允许使用或开启屏幕的时间，而且晚上务必没收孩子的电子设备。

　　还要说一点是关于鼓励孩子的原则。对 ADHD 患者的心智发展来说，与承担后果相比，获得奖励能达到更好的效果，因此，无论你是为自己构建外在结构的成年人，还是帮助孩子保持结构的父母，请在你设计的系统中设置一点奖励元素。从别人那里得到表扬和肯定总是一件很美好的事情，家长和老师对于孩子的肯定更为重要，所以在完成艰巨任务的时候，在始终记住一系列小任务的时候，为什么不奖励一下你自己或你的孩子呢？

　　请认真阅读以下打造不同环境的指南，包括家、孩子的教室、办公室三种不同的环境，这份指南可以指导你建立对 ADHD 患者或具有 VAST 的人更加友好的外在结构。

一流的家庭环境

你对自己的家庭环境拥有最大的控制权，所以请努力把你的家庭打造成安全的天堂和快乐的居所吧。在构建一流的家庭环境中，关键要素包括以下内容。

- 幽默的处事态度。
- 允许每个人展现真实和真诚的一面。
- 足够多的结构、时间表和规则，避免孩子出现困惑和混乱的情况。
- 每天和同住在家里的人一起吃饭，食物能够把我们很好地凝聚在一起。
- 分担忧虑，任何人都不应该独自忧虑。
- 无论发生什么，都鼓励坚持己见和直言不讳。
- 不要带着怨气上床睡觉。
- 如果可能，在家里养宠物。
- 让家里充满笑声，创建充满欢声笑语的生活氛围。
- 无论多么有趣，都不要嘲笑或取笑家人。
- 一定要诚实，不要说谎或者发表虚假言论。
- 对不太中听的诚实言辞要宽容，保持善良和温和的态度。
- 重视对家人表达感激之情，在充满爱和感激的土壤中，伟大而持久的喜悦之花才会生根发芽、茁壮成长。

● 为彼此加油喝彩。
● 其他你和你的家人看重的、更适用于你们的要素。

一流的学习环境

也许你无法掌控孩子去哪所学校上学，也许不管你的掌控权有多大，你的选择都非常有限。即使是这样，你仍然能对孩子的课堂环境提出以下建议，让学校老师和管理人员根据情况酌情考虑。

● 营造低畏惧和高信任的课堂氛围。
● 不允许发生羞辱学生的情况。
● 教室的规则要清晰明确，最好把相关规则贴在教室的墙上。
● 座位的安排要有利于促进孩子和其他同学的交流。
● 通过对话和老师提问学生回答的互动方式来帮助学生获取新知识，填鸭式的"我讲你听"的教学结构不适合 ADHD 学生的思维方式。
● 尽可能多地采用基于项目的学习方式。
● 鼓励学生发挥创新精神和积极主动性。
● 允许学生在教室做一些不干扰他人的运动，比如：站立、跳舞、原地慢跑、拉伸。
● 鼓励学校老师和管理人员发现每个学生身上的优势。

一流的工作环境

阅读这份清单时请注意审视你现在所处的工作环境，这样的工作环境符合一流工作环境的标准吗？如果不符合，那么是时候开始寻找能满足你需求的工作环境了。

- 整个团队自上而下处于低畏惧和高信任的工作氛围中。
- 有结构、有组织，但不僵化、不教条。
- 设计一个鼓励同事之间相互沟通的工作空间。
- 允许同事之间坦诚相待。
- 在组织或公司的政策中明确反对流言蜚语和诽谤。
- 建立明确的权限和沟通渠道。
- 针对诸如请假、休假、个人电子邮件、骚扰等重要议题颁布明确的政策。
- 尽量减少通过人力资源部门来协调解决问题，鼓励和同事共同解决问题。但如在工作中出现骚扰的情况，人力资源部应该制止。
- 允许员工在工作中做真实的自己，允许每个员工承认自己的劣势和优势。
- 让每个员工都可以发挥个体主观能动性，掌控自己做的事情，并为自己的工作赢得荣誉。
- 管理层积极努力，尽量做到因材施用、人尽其才。
- 管理层明确地说明对于员工的期望。

营养

我们的身体就好像是汽车的引擎，而每天吃的食物就是添加的汽油，知道如何给身体补充"燃料"的确很重要。当获得高质量的食物时，除非是患有某种疾病或遭遇事故，一般情况下我们的身体都会运转得更加平稳顺畅。目前市面上关于最佳的饮食类型总是充斥着相互矛盾的建议。无论你关注的是减轻体重、保持心脏健康、消除炎症，还是动物保护，你都能相对应地找到几乎一整个图书馆那么多的藏书，里面的内容涉及各种饮食类型和所谓最佳营养组合。

尽管什么样的说法都有，但是对于 ADHD 患者的大脑来说，什么是最好的营养不应该存在任何争议。关于什么种类的食物会导致你的大脑过度活跃或表现低下，我们已经掌握了很多这方面的信息，事实并没有人们想象得那么复杂。

一般来说，最好能坚持吃天然食物。比如，全谷物比加工过的谷物好，新鲜食品比经过商业包装和保存的食品好，尽量避免加工食品、垃圾食品以及任何含有一些添加剂，包括防腐剂和色素的食品。

尽可能多吃蔬菜和水果，健康的脂肪是对身体有益的，而反式脂肪是对身体有害的。不要喝果汁，因为果汁里主要是糖和空卡路里。空卡路里是指含有大量卡路里，但是几乎没有身体所需的维生素、矿物质和蛋白质，也就是对于身体毫无营养的食物。同时你的身体也需要优质的蛋白质，比如未加工的肉、鱼、坚果和鸡蛋。

平时多喝水，也可以喝茶。我们对咖啡可以称得上是情有独钟，因为咖啡因是最好的帮助人们集中注意力的非处方药物，喝咖啡的时候只需要注意适量饮用并密切观察它可能带来的一些副作用就可以了。心率加快、心律不齐、频繁上厕所、失眠、烦躁、易怒，如果你在喝咖啡以后有以上表现，说明你可能喝得太多了。

还有一条非常重要的建议：避免摄入过量的糖分。糖分会大大促进多巴胺的产生和释放，ADHD 患者的大脑尤其喜欢多巴胺喷射带来的快感。但这种快感并不会持续很久，一开始大量涌出的多巴胺可能使你感觉良好，让你感到精力充沛、心花怒放、心满意足……但你必须不断摄入糖分才能保持这种感觉。这就是为什么在午夜吃大桶冰激凌，在电影院里吃巨大号的蛋糕，所有食物都洒上浓厚的糖浆和肉汁，还有大量的饼干萦绕在我们周围。甜品不仅让你的腰围不断增大，而且在糖分摄入和多巴胺分泌以后的一段时间里，你的情绪会一落千丈，饱腹感还给你带来深深的负罪感，令人感觉糟糕透顶。

除了糖分的低营养价值和对 ADHD 患者的致命诱惑之外，大多数有丰富经验的父母都同意，糖分对某些孩子来说会引发他们的破坏性行为。当这种情况发生的时候，你最好自己充当调查员，看看孩子是否有这方面的问题。如果你的孩子去参加了朋友的生日聚会，吃了蛋糕和冰激凌、喝了可乐，然后像发射的导弹一样回到家中，那么下次让孩子尽量避免吃糖，或者不去参加聚会，也可以采取其他的可行方法。否则，你就要为即将发射的导弹做好充分的准备了。

一些 ADHD 患者或具有 VAST 的人在停止摄入含乳糖的乳制品或采用无麸质饮食时会有更好的状态。想找到适合自己的饮食搭配，最好的方法就是不断地去尝试。对于一些不是严格意义上的乳糖或麸质不耐受的人，无论是儿童还是成人，一旦他们接受了上面任意一种限制性饮食模式，情况都会好得多。

大约 40 年前，本杰明·范戈尔德（Benjamin Feingold）倡导一种可以治愈 ADHD 的完整饮食疗法，这是一种非常复杂的饮食排除法，限制 ADHD 患者进食含有甜味剂、色素等添加剂和许多含有水杨酸盐的食物，如樱桃、杏仁、西红柿和茶。一旦这种饮食方法起效，就重新放开之前被限制的食物，注意一次只能添加回一种被限制的食物，用这样的方法逐一进行尝试，最终父母就可以知道哪些食物是孩子可以耐受的，哪些食物会使孩子的症状恶化。

像许多试图引进新事物的人一样，范戈尔德把自己的饮食疗法设计得过于偏激和教条，因此逐渐失去了人们的青睐。但是，和许多新型项目一样，他的方法也有很多优点和价值。我们已经观察到一些孩子从范戈尔德饮食疗法中受益，可能是因为他们对被限制的食物有潜在的敏感性或者有过敏反应。

维生素和矿物质补充剂

有一些补充剂值得推荐：复合维生素、维生素 D、镁、复合维生素 B、维生素 C、钙和锌。

除此之外，市面上还充斥着不计其数的针对 ADHD 的大脑补充剂，由一些可靠的和不那么可靠的人推销宣传。因为补充剂不受美国食品药品监督管理局（Food and Drug Administration，FDA）监管，所以市场仍然处于荒野西部时期般的野蛮生产阶段。我和瑞迪都推荐理查德·布朗（Richard Brown）和帕特里西娅·格尔巴格（Patricia Gerbarg）联合撰写的《ADHD 非药物治疗》（*Non-drug Treatments for ADHD*）这本书，书中探讨了大量的自然疗法。这是一本优秀的著作，由两位医生潜心撰写，他们没有任何私心，也不兜售什么产品。

我们还特别推荐一种补充剂：OmegaBrite[①]，我和瑞迪的诊所也有销售，是由 20 多年前毕业于哈佛大学的卡罗尔·洛克（Carol Locke）医生开发。OmegaBrite 是一种 ω-3 脂肪酸补充剂，我们对这款补充剂有充分的信心，它是药品级别的，并且不含汞之类的污染物。

脂肪酸对大脑有好处，因此对 ADHD 患者也非常有益，这是因为包裹在神经元周围的髓鞘就像电线周围的橡胶涂层一样，是由脂肪构成的，而这种脂肪中含有一种人体必不可少的成分——脂肪酸，"必不可少"在这里意味着身体不能合成，必须从外界摄取。除非你吃多达一吨重的鲑鱼、鲭鱼、凤尾鱼和沙丁鱼，否则通过日常饮食你无法获得足够的必需脂肪酸。

大麻二酚

大麻二酚（cannabidiol，CBD）是植物大麻的一种提取物。CBD现在是备受追捧的时尚代表，当人们出现问题的时候都会被推荐使用CBD，比如口臭、腰痛，甚至婚礼紧张症（Wedding-day Jitters）。听起来可能有点夸张，但我们建议你千万不要忽视 CBD，它在很多方面都极具潜力，可能会成为补充剂中的明日之星。

当我和瑞迪还在医学院的时候，最令人感到兴奋的新发现之一是内源性阿片类药物受体系统，它很好地揭示了在我们的大脑中已经内置了

---

① OmegaBrite 赞助了哈洛韦尔的博客《分心》。

阿片类药物受体的事实。此后不久，内啡肽被发现，内啡肽是内源性吗啡的简称，很好地说明了我们的身体具有产生吗啡的能力，这就是跑步者在跑步后产生兴奋感的原因所在。

大约在 50 年后的今天，我们了解到人体也有一个内源性大麻素系统，这是一件意义非凡的事情，它为焦虑、疼痛、癫痫、成瘾和 ADHD 的一系列可能的治疗方法打开了一扇门。

就我们的治疗目的而言，大麻素目前的主要应用似乎是治疗 ADHD 患者和具有 VAST 的人经常伴随的焦虑症。通过与 γ‐氨基丁酸（gabaminergic，GABA）系统的相互作用，CBD 也许能够缓解一定的焦虑症状。不要被 γ‐氨基丁酸这个冗长的名字吓倒，它是一种神经递质，苯二氮䓬类药物（地西泮、阿普唑仑、氯硝西泮等）和酒精都能促进这种神经递质的生成。在适当的剂量下使用，GABA 可以产生镇静的作用。

OmegaBrite 还生产一种名为 OmegaBrite CBD 的产品，该产品于 2020 年 3 月开始上市销售。早期的相关报道称，这种产品可以令人平静下来，却不会使人昏昏欲睡。我现在每天都服用这款产品，它可以帮助我降低过激反应程度，也就是能抑制我容易生气的倾向。

睡眠

真的到了人们必须被催促才肯睡觉的时代了吗？过去人们被催着早

上早点醒来，现在却需要被力劝早点上床睡觉，对于这些天生喜欢追求刺激的 ADHD 患者或具有 VAST 的人来说更是如此。他们迟迟不想离开人声鼎沸的聚会，也不愿关掉充满诱惑的电子设备，所以他们经常熬夜到很晚。但是如果没有足够的睡眠，他们的大脑将无法开足马力高速运转。

到底睡多长时间对于人的身体来说是足够的呢？满足生理需求的基本睡眠要求是在没有闹钟的情况下自然醒来所用的睡眠时间。试着保证睡够这么长时间，你灵敏的大脑表现会报答你，你轻盈的身体姿态也会报答你。睡眠不足可能会增加患肥胖、抑郁症、高血压、免疫功能低下以及焦虑症等疾病的风险，其中免疫功能低下可能导致癌症。一种被称为睡眠呼吸暂停的特定睡眠障碍实际上会导致一种非常类似 ADHD 的综合征。睡眠呼吸暂停被列在 ADHD 的"鉴别诊断"中，因为它的一系列症状与 ADHD 的症状表现非常相似。在诊断 ADHD 之前，医生先要鉴别和排除其他疾病的可能性。在 ADHD 鉴别诊断的标准中还包括以下疾病的症状：甲状腺功能亢进症和甲状腺功能减退症、抑郁症、由于过量饮用咖啡或其他含咖啡因的饮料导致的慢性咖啡中毒、双相情感障碍、焦虑症、嗜铬细胞瘤（肾上腺肿瘤，导致肾上腺分泌大量肾上腺素）、物质使用障碍、创伤后应激障碍，以及心中藏有太多不可告人的秘密和难以启齿的羞耻，虽然最后一种不属于正式诊断，但我们经常会观察到这种情况，以上所有这些症状不仅和 ADHD 的症状非常相像，而且还经常伴随 ADHD 出现。

如果一个人患有睡眠呼吸暂停症，接受这方面的治疗基本上可以治愈那些看上去和 ADHD 非常相似的症状。去睡眠实验室就可以得到睡眠呼吸暂停症的诊断，大多数医院都有睡眠实验室。如果你经常在早上醒来的时候仍然感到很累，如果你体重超重（当然，身材纤细的人也可能有睡眠呼吸暂停的问题），如果你特别容易被激怒，那么你可能需要做睡眠呼吸暂停方面的诊断。

通常药物可以帮助人们入睡，但目前有一种已经被美国食品药品监督管理局批准的相对较新的助眠设备，它可以用来治疗失眠症、抑郁症和焦虑症，我们还发现，它对所有年龄段的 ADHD 患者都有帮助。这种助眠设备被称为菲舍尔·华莱士刺激器（Fisher Wallace Stimulator），它不会引起明显的副作用，也不会让使用者产生任何形式的依赖。该设备使用温和的交流电来刺激患者产生一些关键的神经递质，包括血清素、多巴胺和 β－内啡肽，同时能降低应激激素的水平。所有年龄段的患者使用起来都十分安全方便。我给几十个患者开过这个刺激器的处方，虽然并不是所有患者都能从中受益，但大多数患者都认为对自己有帮助。这种帮助不仅适用于已批准和证实有效的疾病种类，也适用于 ADHD。另外考虑到焦虑症、抑郁症以及失眠症都是和 ADHD 共存的常见病症，综合来看这款刺激器是一种值得考虑的、很好的非药物替代疗法。

如何养成良好的睡眠习惯？

睡眠实验室可以证明以下这些建议的有效性，但你自己的亲身经历更为重要，它可以很好地印证和支持这些建议。如果你做到如下几个方面，你的睡眠时间会更长，质量会更好。

● 至少在睡前一小时关闭电子设备，给大脑放慢运转速度的缓冲时间，并逐渐放松下来。

- 晚上不要在卧室为电子设备充电。
- 卧室的环境在睡前尽可能保持黑暗，光线的变化是你维持昼夜节律的关键信号，是时候让身体好好放松一下了。
- 降低房间的温度，或者开一会儿窗户，让新鲜、凉爽的空气进到房间里，也可以打开风扇或者空调。

与积极乐观的人交往

在本章前面的内容中，我们一直在讨论一些你在很大程度上能够掌控的事情，比如一天的结构安排、吃什么样的食物、什么时间上床睡觉。其他人也是你环境的一部分，你无法控制他们的行为或观点，但你可以选择允许哪些人进入你的生活，在一定程度上你也可以选择和哪些人共度美好时光，所以要明智地进行甄别和选择。

对于孩子的择校问题，如果你眼下有很多选择，最好选择一所你充分信任可以帮助孩子发挥自己优势的学校。如果想了解我们推荐的简单优势评估方法，请参阅本章前面的内容。请和学校分享孩子的评估结果，确保优势评估结果成为孩子在校记录中的一部分，这样每个和孩子接触的人都能对他的基本情况有一个全面了解。无论是出于经济还是地域方面的考虑，即使你没有给孩子选择学校的机会，分享孩子的优势清单也是一种温和的介绍孩子需求的方式，借此还能和尚未了解孩子情况的学校或老师展开一段积极有益的对话。

　　在孩子的学校里，如果你还需要寻求其他帮助，或者针对目前孩子遇到的麻烦向学校提出请求，你可以参考关于"一流的学习环境"的内容。有一件非常重要的事情需要重申：最好让学校的管理人员和任课老师充分认识到你的孩子对于刺激的迫切需要，这样他们就可以给孩子提供适当的时机让他在课堂上站起来或者来回走动，也可以根据孩子所表现出来的兴趣爱好调整教学内容。

　　对于 ADHD 成人患者来说，你的工作场所中，可能是这样一群同事，他们积极向上、善解人意，并且欣赏你的才能，如果真是这样，那就太好了。但是，如果你的日常处境并不符合前文所说的一流的工作环境，你应该为自己留意并寻找一份更适合的工作。

　　当然，找一份更合适的工作是很难的，甚至是难以完成的任务，尤其是在近几年这样经济低迷的情况下。那么，你还可以做些什么来确保让你的环境充满积极的元素呢？那就小心谨慎地挑选你的朋友和伴侣吧！

　　虽然尚未有准确的统计数据来支持这一点，但我们大量的观察性证据是非常有说服力的：ADHD 患者和具有 VAST 的人经常疯狂关注火车事故，因为发生事故以后他们就有机会去帮助和拯救遭受灾难的人们，这令他们感到异常兴奋。我们对这些人的建议是：试着喜欢一个情绪稳定而又有趣的人并和他成为朋友，具备这种特点的人确实是存在的。

　　一般来说，尽量远离那些批评打击你的人、传播流言蜚语的人以及总是愤世嫉俗和消极懒怠的人。这并不是说你只能和快乐至上的乐观主义者交往，我们最好的一些朋友就是脾气乖戾、彻头彻尾的悲观主义者，但他们身上仍然散发着春风般的温暖。你要竭力避免的是那些耗尽你所有积极能量的人。对此,一个很好的衡量指标是当你离开一个人时,留心观察自己有什么样的感受,你的真实感受可以告诉你是否值得花更多的时间和那个人在一起。

愿意寻求并接受恰当的帮助

积极寻求并努力找到恰当的帮助,这是我们的首要原则之一,永远不要独自担忧。当外界对你提出的要求超出你的能力范围、你感到无法达成的时候,你就需要通过恰当的途径、从恰当的人那里获得帮助。

大多数人都清楚这一点,至少在大多数情况下,寻求帮助并不是软弱无能的表现。举个例子,如果你刚刚为人父母,向你的父母、身边的朋友或者儿科医生寻求相关的建议或帮助通常不会感到不好意思,更不会觉得难以启齿。对于产后抑郁症患者来说,寻求帮助仍然存在一定的耻辱感,但即使是这样,随着越来越多的女性主动承认自己经历过产后抑郁症的困扰、越来越多的医生对产后抑郁症的症状进行筛查,这种耻辱感正在逐渐消失。因此,对于 ADHD 患者和具有 VAST 的人来说,他们应该积极地去寻求帮助,这样才会像产后抑郁症那样,有越来越多的人站出来为这个群体发声。正如我们一直对患者说的那样:

> 不要只是自己咬牙坚持,要学会用智慧而不是用蛮力和 ADHD 作斗争。

ADHD 患者和具有 VAST 的人身上的社会局限性可能让他们感到痛苦不堪而又无能为力，因此认真地对待这方面的问题是非常重要的。

社会辅导

虽然多和出类拔萃的人交往对你很有意义，而你也使出浑身解数这样做了，但是你依然无法完全控制和你交往共事的人是什么样的。无论你现在是处于上学阶段的孩子，还是身处职场的成年人，都会面临一些无法完全掌控的情况，比如每年被学校随机安排到新的班级团体中或者被领导安排和一些不太喜欢的人共事。所以，懂得如何与身边的人和谐相处非常重要，这可以引领你获得一个更加快乐和成功的人生。

一些最新的研究进展可能会对你有用。就在不久之前，在如何和他人和谐相处这方面，我们还没有可靠的方法来教授孩子，更不用说指导成人了，但现在我们已经有一些行之有效的方法了。

从俄罗斯的巴甫洛夫和他赫赫有名的狗狗实验到美国哈佛的 B. F. 斯金纳和他闻名遐迩的老鼠实验，行为主义运动在全球掀起了一股热潮，将我们从单凭自由意志决定人类行为的观念中解放出来。根据行为主义者的观点，如果一个人是冒犯激进的、愚蠢可笑的或粗鲁无礼的，并不意味着他们有意要成为这个样子，也不意味着他们注定持续这个状态。

对行为主义的深入研究孕育出了一整套至今仍被广泛应用的治疗手段，还获得了非常成功的治疗效果，这种治疗方法叫作应用行为分析（Applied Behavioral Analysis，简称 ABA）。ABA 通常用于治疗孤独症谱系障碍，也可帮助人们改变身上的不良习惯、养成新的习惯、发展培养新的日常活动、训练幼儿自主如厕，甚至可以用来管理大型组织机构。ABA 的使命是培养个体掌握一整套相关技能，从而帮助其在生活中呈现出更好的状态。

相比之下，还有另外一种方法不仅能改变个体的习惯和行为，还可以更加有效地教会个体如何解读社交场景。

这种方法不仅仅改变人们的行为，而且可以很好地帮助人们理解他们呈现出来的行为，因此被恰如其分地称为社会学习。教授社会学习的从业人员不再只是专注于孩子技能的培养，而是试图帮助孩子理解社会情境中发生的事情，并根据这些真实发生的事情进行社会学习。

如果你的孩子一直对如何与人和谐共处感到无所适从，在集体中找不到存在感和自己的位置，就像一些孩子无法准确地理解数学题目中的逻辑关系和字里行间的含义那样，那么你需要一个不局限于 ABA 培训技能的专家来帮助你的孩子，不再只是停留在告诉孩子模仿什么动作、背诵什么话语、走什么样的过场的层面。你更需要这样一位教练，他能帮助你的孩子去认真思考和用心感受过程中各种各样的步骤，而这些步骤结合在一起就形成了一个极其复杂的互动过程，这种互动就是我们经常和孩子强调的"与人相处"。与人相处对一些孩子来说是自然而然的事情，就像倒着滑冰的动作对一些孩子来说轻而易举，但对其他孩子来说则是完全陌生的一件事一样，不管是对与人相处还是倒着滑冰，如果做起来感到困难，都有一个能帮助人们熟练掌握的诀窍，那就是把一项有难度的技能分解成几个可以学会的小步骤。你不一定天生就能领悟这个诀窍，但你可以通过归纳的方法不断摸索、学习，而不是死记硬背，也不是等着它去适应你的节奏。这个诀窍后来成为区分社会学习与行为训练的重大发现。

支持 ABA 的人士和支持社会学习的人士，这两个群体一直对于谁是谁非争论不休，其实这样的争论意义不大，可能还会适得其反，因为每个群体都可以提供很多有价值的观点和内容。如果你想戒烟、停止暴饮暴食或者改掉一些其他的坏习惯，请咨询 ABA 专家获得帮助；但是，如果你想学习如何与他人融洽相处，那就去找社会学习专家，有时他们也被称为社会学习教练。卡罗琳·马圭尔（Caroline Maguire）是此领域的优秀教练，她撰写了《聪明却孤单的孩子》（*Why Will No One Play With Me*），我们大力推荐你阅读并参考这本书的内容。

值得注意的是，通过 ABA 的治疗手段去改变孩子的行为通常已经绰绰有余了。但如果你想更深入地去帮助孩子或有需要的个体，就要从认知和情感的层面去帮助他们理解自己在社会情境中的位置和身份，识别目前手上的所有选择，自己决定究竟想做什么。一旦他们学会了识别自己想做的事情、自己做决定，而不是依靠惯性思维做出反射性的行为，真正的成长就随之而来了。ABA 是浮于表面的，而社会学习是深刻丰富的。ABA 或多或少有些呆板、机械，而社会学习可以帮助个体理解社会情境，并根据自己的愿望和价值观做出适当的回应。相比而言，ABA 一成不变、循规蹈矩，而社会学习更加灵活且更加以人为本。通过指导孩子如何理解社会情境、如何发展不同的应对方式，你不仅可以教导他如何去做，还可以引导他享受互动的过程，如此一来，人和人之间的互动就不仅仅停留在走过场的层面，孩子还可以感受到互动带来的无限乐趣。

第 **7** 章

有效运动，让注意力更集中

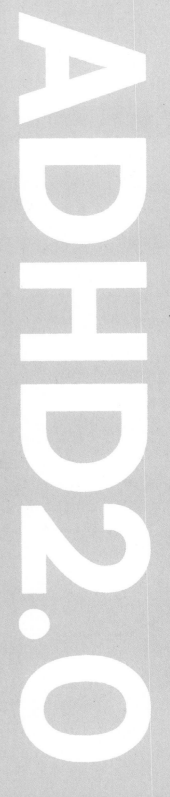

　　你是否经常在生活中面临诸如此类的难题：要提交一篇重要的论文，要做一场精彩的演讲，或者为了一场意义重大的考试需要潜心学习、积极准备。对此我们向你提供一个专业建议：这时候要做一些能让自己动起来的事情，比如绕着你所在的街区跑一圈，或者在你的楼栋里上下爬楼梯，这时你一定会欣喜地发现自己在专注力方面有了截然不同的表现，然后你会在需要完成的任务中逐渐增强专注力并步入正轨。最好的方法是让运动成为你日常的习惯，把运动当作你的灵丹妙药，帮助你保持最好的状态、成为最好的自己。

　　让自己逐步走上正轨并保持良好的状态，运动是我们可以拥有的最强大的非医疗工具之一，也是保护我们身体的至关重要的第一道防线。除了让医生对你的心脏状况感到欣慰、让你穿着泳衣看起来更加楚楚动人之外，运动最神奇和最有益的影响就是它比其他类型的活动都能更好地为大脑的发展、学习和改变做好准备。运动可以帮助人改善情绪、强化动机、降低焦虑、保持专注。

　　对于抑郁症、焦虑症，以及 ADHD 和 VAST 相关的症状，运动正是医生应该下的医嘱。

运动的疗效

在 20 世纪 80 年代早期，一个名叫戴维的患者来找瑞迪看病。

戴维是新英格兰地区一所大学的教授，他在工作上卓有成效，功成名就，撰写了许多本书，发表了几十篇论文，经常在世界各地发表主题演讲。他是一名狂热的跑步爱好者，业余时间基本都在不停的奔跑中度过，用情有独钟来形容他对马拉松的喜爱一点都不夸张。但就在找瑞迪就诊的几个月前，戴维膝盖扭伤，被迫停止了所有的训练和比赛。他的运动步伐现在放慢为走路，每天只能小心翼翼地步行。

戴维最近刚从膝盖受伤引发的短暂抑郁症中恢复过来，这完全是可以理解的，因为他为了让膝盖痊愈，被迫放弃了伴随一生的运动习惯和激情。但他更关心的是现在面临的其他挑战。戴维无法像以前那样专心工作，同时他的个人生活也变得一团糟。在此之前，戴维能够轻松应对多任务处理，现在做事却总是拖拖拉拉，经常不回电话，还会因为一些愚蠢至极的原因对他交往多年的女朋友大发脾气，他不愿意出去见朋友，工作项目相继陷入停顿。他既不能重新开始投入工作，也不能持续写作和阅读，经常忘记约会，戴维的生活一反常态地杂乱无章。这似乎能充分说明他是个潜在的 ADHD 患者，而跑步是一种终身的应对机制。

戴维非常急切地想要扭转目前这种恶性循环的状态，不顾一切地想要彻底变回以前的样子，但因为膝盖的伤他还不能使用跑步这个天然良药，于是瑞迪给他开了利他林（Ritalin）[①]，药物立即产生了积极的效果。在服药的 6 个月内，戴维逐渐恢复了启动和完成任务的工作能力，他也能够更好地调节自己的情绪，这有助于处理他的人际关系。

当戴维的膝盖得到痊愈并且终于能够恢复跑步习惯时，他和瑞迪一致认为，是该逐渐停止服用利他林了，他开始停药，这丝毫没有影响他的工作动力。在接下来的几年里，戴维偶尔使用小剂量的利他林来增强注意力水平，但对他来说，重新开始跑步才是适合他的药物，运动对一直未被确诊的 ADHD 人群具有确切疗效。

为什么运动有效

那么我们一起看看，当你穿上运动鞋出去慢跑，去健身房锻炼身体，或者打开音乐翩翩起舞时，你的大脑和身体究竟发生了什么。

提高心率的好处有很多，其中最重要的一个好处是释放一种叫作脑源性神经营养因子（Brain-Derived Neurotropic Factor，BDNF）的蛋白质。我们将其视为大脑的优质营养肥料，它为大脑创造了肥沃富饶的环境，促进大脑生长出新的神经元，并建立神经元之间的连接和积极有效的神经回路。此外，我们运动的时候所使用的神经细胞比从事其他类型的活动时都要多。我们运动得越多，就有越多的神经细胞活跃起来并

---

① 通用名哌甲酯。——编者注

开始放电。当神经细胞放电时，它们会释放更多的神经递质，将信息从一个神经细胞传递到另一个神经细胞，从而促进多巴胺和去甲肾上腺素的分泌，而多巴胺和去甲肾上腺素在调节我们的注意力水平上起着重要作用。

事实上，医生为 ADHD 患者开具兴奋剂和抗抑郁药物的作用就是为了增加患者大脑中多巴胺和去甲肾上腺素的浓度，因为这两种神经递质能帮助患者在一段时间内保持警觉，提高患者的注意力和动机水平。目前正在进行的一项关于 ADHD 的研究表明，与 ADHD 相关的一些基因差异与多巴胺和去甲肾上腺素的机制缺陷有关，因此，进行剧烈的运动就像服用兴奋剂一样，可以暂时纠正这种机制缺陷，从而呈现在我们眼前的是一个被唤醒的、专心致志的个体。

在你运动的时候，DMN 状态下笨拙的连接组变得更加平滑，从而激活前额叶。这使得过渡到 TPN 的整个过程更容易，也更彻底。请记住这个形象的比喻：前额叶就好像大脑的首席执行官。当你开始让自己动起来的时候，大脑的这个区域会被瞬间激活，继而你的注意力系统被开启，让你保持专注的状态，能够把精力集中在手头的任务上。

知道运动最大的优点是什么吗？你不用成为像戴维一样的马拉松运动员也同样能获得运动带来的好处。2018 年，发表于西班牙的一篇论文回顾了过去 12 年来运动对治疗 ADHD 的效果，研究小组调查了来自 8 个国家的 700 多个案例。在进行了仅仅 20 ～ 30 分钟中等强度的运动后，被试的反应速度和反应准确度都有所提高，这有助于他们切换到需要更大强度和更高精准度的注意力模式。此外，在完成仅仅 20 ～ 30 分钟的单次运动之后，65% 的被试的计划和组织技能得到了显著提高。

运动对学习的帮助

美国一些学校和教育工作者提出了利用运动来帮助 ADHD 患者的想法，这些想法都非常具有创造性。老师们会第一个站出来告诉你，几乎没有一个孩子能连续几个小时坐着一动不动，就连大多数成年人也无法做到这一点。当越来越多的学生患有 ADHD 或出现各种各样的学习问题时，这一点就变得更加显而易见了。

在加拿大的萨斯卡通（Saskatoon），八年级老师艾莉森·卡梅伦（Allison Cameron）面临着更大的挑战。她在城市公园学院（City Park School）工作，这是一所被称为"万不得已之地"的学校，因为那些不适合在该地区其他学校就读的孩子都会被送到这所学校。许多孩子过着穷困潦倒的生活，几乎得不到任何帮助，出生时就患有胎儿酒精综合征，整日酗酒，或者在学业和个人的很多方面误入歧途。就在这所学校，她负责领导一个行为管理项目，针对这些棘手的学生中最为棘手的那部分群体，努力让这些处于歧途边缘的孩子回到正轨。正如卡梅伦所说："这部分学生被列为年级中表现最差的学生，并且被视为危险人物区别对待。那些出现在这个项目中的孩子都有一张写满了打架、挑衅和不尊重他人的违纪行为记录单。"

这还不是这位年轻有为、精力充沛的老师所要面临的全部挑战。她的大多数学生的阅读和写作水平比他们本应该达到的水平低了至少 4 个年级，几乎 100% 的学生被诊断患有 ADHD，并且正在接受药物治疗。旷课现象十分严重，加上大多数学生都在和严重的注意力问题作斗争，让他们长时间安静地坐在教室里学习几乎是不可能的事情。

卡梅伦和她以前的学生一起见证过运动对改变行为和认知的神奇力量，她决定利用这个项目再尝试一下。卡梅伦这样描述："开学的第一天，我建议学生们一起去跑步，看看能否借此改变他们身上缺乏理智的和咄咄逼人的行为。学生们不愿意跑步，所以我只好改成带他们出去走路。原本计划好的 30 分钟步行，却变成了一些学生的闲逛，而且整整花费了两个小时。初次尝试之后，我意识到自己别无选择，只能把他们留在学校里来进行运动。"

卡梅伦并没有因此气馁，她说服了一位她认识的健身房老板来支持这个行为管理项目，这位老板还捐赠了一些必要的运动设备。很快，她的教室就被各种大小的运动设备占满了：8 台跑步机、6 辆固定自行车，还有 14 台心率监测器。这时候局面有了转变。卡梅伦说："我能看到学生们身上的潜力，我知道如果能让他们的心率提高到每分钟 90 次以上，我们都会比之前开心得多。"

卡梅伦说，为了能让那些一开始不太情愿的学生加入，她必须自己先开始使用这些运动设备。等学生们加入这个项目之后，他们面临的是这样一个选择：到底是跑步、骑自行车，还是坐在椅子上做数学题？所以，最后学生身上都绑上慈善人士捐赠的心率监测器就不足为奇了，毕竟谁会想坐在椅子上做数学题呢？"我向学生们解释，我要求他们做的只有一件事，那就是将他们的心率提高到最大心率的 65%～75%。这样的说法对学生们而言是新奇的，他们开始觉得这个项目很有趣。"

在 45 分钟的课堂上，卡梅伦让学生们先在跑步机上跑 20 分钟，然后才坐下来上课，看似只有 25 分钟的上课时间，学习时间其实在净增长，因为她以前在上课的前 30 分钟一直都在处理学生们的纪律问题。现在，学生在正式上课之前先站起来活动一下，这样做能帮助调节他们的情绪，同时也开启了他们的注意力系统。他们从运动设备下来后，就能够安静地坐下来，充分吸收课上的知识。

除了自我感觉更好之外，这些学生还能实实在在地学到一些东西。"他们正在戒烟和减肥，许多学生能够逐渐减少药量，甚至停止服药，学生们兴奋地告诉我，他们现在的感觉比之前简直好太多了。他们每天都想来上学，这样就可以在跑步机上跑步了！"卡梅伦兴奋地说道。

学生的出勤率不断上升，到第二学期的时候，停课率降到零。最重要的一点是，学生的考试成绩突飞猛进。"平均而言，他们的阅读水平、常用词汇量和理解能力在 4 个月内提高了整整 4 个年级的水平！"卡梅伦自豪地说，"这些学生成为这个行为管理项目最有说服力的拥护者和倡导者，他们经常骄傲地向家人和身边的同龄人提到自己从中取得的巨大成功。"

虽然在每个教室都配备跑步机和固定自行车有些不切实际，但这类好消息正在迅速传播，现在很多学校和老师都充分认识到"大脑休息法"的好处，允许孩子们在课堂上站起来，在教室里四处跳来跳去活动一下。此外，许多学校管理人员也都意识到，作为一种优良传统，课间休息对于学生非常重要，他们在努力防止一些老师打着增加课时的旗号取消课间休息，保证这些属于学生的自由时间，因为这样做可以提高学生的学习效率和改善他们的行为表现。

运动是一种全新的休息方式

另一项越来越多地应用于课堂的创新做法是对传统的"休息时间"（time-out）进行一些改变和翻转，传统的"休息时间"要求学生坐在自习室或安静地坐在校长办公室外面，如果在家里的话，就让孩子待在自己的房间里，但"开始运动"（time-in）可以让学生参与到一些体育活动中。开始运动的方式可以很简单，比如让学生在一辆固定自行车上骑车来恢复他们的情绪调节能力，有些小学会让孩子们在折叠蹦床或迷你蹦床上跳一会儿，跳到他们的情绪逐渐平静下来，还有一些小学的做法是让孩子上下楼梯，或者干脆让孩子跑腿办事，比如把东西送到学校大楼的另一个地方。

在波士顿的一所和少年司法系统相关联的学校中，由于大多数孩子都患有 ADHD，这所学校的老师都牢记运动的好处。受到瑞迪在 2008 年出版的《运动改造大脑》（*Spark*）[①] 一书的启发，这所学校的老师创建了一个"瑞迪教室"，教室里面有一个跳舞机、一个折叠蹦床和其他一些运动设备。当学生们在课堂上捣乱的时候，他们会被送到瑞迪教室，在

---

① 运动如何帮助我们提升学习效率、对抗压力和焦虑？约翰·瑞迪在《运动改造大脑》一书中提出了"运动不仅可以健身，更可以健脑"的观点。该书中文简体字版由湛庐引进，浙江人民出版社于 2013 年出版。——编者注

跳舞机上跳得汗流浃背，通过运动让情绪得到控制，让大脑恢复启动状态，逐渐回到正轨上来，为学习做好准备。你可能认为这些学生会在课堂上故意捣乱，这样就可以被送到这个听起来很有趣的地方尽情地跳舞，但事实上，这些学生和所有的学生一样，想和他们的伙伴一起待在普通的教室里，被送到瑞迪教室并不是他们的本意，然而就算他们被送过去，也可以从中快速获得益处。

这种创新做法也正在地球的另一端悄然进行。来自加州大学洛杉矶分校的冈田达夫在利用运动和游戏帮助日本的 ADHD、孤独症谱系障碍和其他类型大脑差异的患者方面走在了前列。冈田达夫借助体育活动改善了他自己的 ADHD 症状，而且他非常熟悉瑞迪的经典著作《运动改造大脑》，并且深受启发，于 2013 年在东京开办了火花中心（Spark Center）① 机构，让孩子们放学以后可以在这里活动。因为孩子们非常受益，在心存感激的众多父母的鼓舞下，在日本政府对该中心取得的积极效果的认可下，冈田达夫目前在日本各地开设了 18 家分店，并计划继续进行扩张。

如果有机会参观火花中心，你会看到孩子们在里面跑来跑去，尽情地大笑、尖叫。乍一看，这里的情景完全是一场混战，孩子们似乎被放任自流、无拘无束，但经过仔细观察之后，你会发现这里的训练师都非常投入，他们与孩子追逐嬉戏，鼓励他们参与不同的障碍训练课程，或者进行一系列他们必须高度集中注意力才能完成的任务。此时孩子们大脑中的注意力系统正在积极而高速地运行，心率的提高进一步加强了注

---

① 《运动改造大脑》一书的英文标题中有 spark 一词。——译者注

意力系统的运作能力。"当内容能真正地激发孩子的兴趣和好奇心时，这个项目就会变得更加富有成效。"冈田达夫解释说，"我们确保火花中心的项目能吸引孩子的注意力，培养孩子的兴趣，并且让他们有目的地进行活动。我们观察到的一个有趣的现象是，当孩子完全专注于当下的运动和玩耍时，他们身上的感官问题和情绪问题几乎都消失得无影无踪。"

当然，上述任何一种"开始运动"的策略都可以在家里进行。与其惩罚你的孩子，让他待在房间里用传统的方式休息或强迫他安静地坐着不动，不如让他们上下楼梯、绕着街区跑几圈、到地下室在迷你蹦床上跳一会儿，或者让他们跟着音乐跳舞。冈田达夫使用的一种游戏能够让父母在家里轻松复制：在房间四周的墙壁或者外面的树上贴一些随机的数字，父母大声说出一系列数字，让孩子看看他能够以多快的速度把这些数字标记出来，这个游戏会提高孩子的心率，进而点亮他们大脑中的TPN，也就是说，游戏的过程有助于加强 DMN 和 TPN 之间的联系。

平衡问题

我给塞缪尔实施远程治疗的经历（具体内容见第 3 章）可以清楚地表明，身体平衡和协调方面的训练对于患有 ADHD 的儿童具有变革性的意义。我开具的处方是让青春期前的儿童做各种身体训练项目，比如闭眼单脚站立、在平衡板上保持平衡，与此同时还要做一些类似杂耍的高难度动作。当你第一次看到这个特殊处方的时候，可能会感到匪夷所思，但有注意力问题的儿童需要加强自身的身体平衡和协调能力，这背后是有坚实的科学依据做支撑的。儿童开始训练的时间越早越好。

　　最近的一项研究观察了两组呈现出严重 ADHD 症状的高危学龄前儿童，并让其中一组儿童进行平衡训练。这项研究仅有 15 名儿童参与，是一个小样本的研究，但和没有参加定向平衡训练的儿童相比，参加定向平衡训练的儿童在注意力和自控力方面均有显著提高。

　　武术是一种巧妙地将平衡与协调、专注与自律相结合的健身方法。在 1990 年专门针对美国"最难对付的孩子"的一次会议上，瑞迪见到了来自不同教育机构的教师和顾问，这些教育机构如今通常被称为荒野计划（Wilderness Programs），一些有品行障碍和极端对立行为的孩子被送到那里进行干预。当时令瑞迪感到惊讶不已的是，很多荒野计划都特别着重跆拳道或空手道训练，并且将其作为学生的日常必修课程。乍一听，给有严重行为问题的孩子上运动课似乎非常危险，他们可能会对其他人造成严重的伤害。然而，荒野计划的顾问解释说，他们有严格的规章制度和出类拔萃的课程导师，这些导师要求孩子们在掌握更高的技能之前，必须非常精确地完成拳打、脚踢和膝盖撞击等动作。练习武术要求孩子们高度集中注意力来控制身体并驾驭情绪。练习武术不仅增强了孩子们的身体素质，这些训练内容似乎也大大强化了他们的神经网络。一段时间的武术练习减少了他们身上极具破坏性和危险性的行为，提高了他们的学习成绩，并且全面提升了孩子们的幸福感。这些早期的方法及成果和我们现在将武术训练加入 ADHD 治疗中的研究结果正好吻合：儿童和成人都得到了确切和持续的改善。为孩子找到一个合适的教练固然非常重要，但更为重要的一点是要充分认识到，练习武术对 ADHD 患者能产生深远的意义和影响，幸运的是，机构和老师们已经渐渐开始关注这方面的发展，也有很多人专门从事这一工作来帮助有注意力问题的孩子。

瑜伽与冥想

任何一个练习过瑜伽的人都有这样的体会，通过每一次树式体式和战士体式等姿势的练习，其平衡性和注意力都在不断地得到强化。瑜伽需要练习者时刻对自己的身体和呼吸保持觉察，并进行一系列微小的调整来呈现出最佳的姿势。根据你正在练习的瑜伽类型，你也可以通过种种动作让心率上升，这都有助于提升你的注意力和学习能力。

最近一项来自中国台湾的研究观察了练习瑜伽对 49 名 10 岁儿童产生的影响。大约一半的孩子在 8 周内坚持每周做两次瑜伽练习，而作为对照组的另一半孩子没有做任何瑜伽练习。在这 8 周之前和之后的时间里，两组儿童都分别接受两项特定的注意力测试，其中一项测试被称为确定性测试，用来评估被试在持续不断而又快速变化的听觉和视觉刺激下的反应速度、注意缺陷和耐受性应激反应。另一项测试是视觉追踪测试，通过线条追踪的项目来测试被试的感知力和选择性注意力。在这两项测试中，都是只有做过瑜伽的那组孩子在准确率和反应时间方面有显著的改善。

虽然相比瑜伽，冥想不能算作一项有氧运动，但它已经显示出强大的效果，尤其是在和我们大脑中不听话的 DMN 较量时特别有用。在前面的章节中我们也重点介绍过，在 DMN 模式中，我们可能一不留神就要么陷入无休止且具有破坏性的思考之中，要么发现自己的思维四处游荡，层出不穷的想法在头脑里猛烈碰撞，从一个想法紧接着跳到另一个想法，冥想圈经常生动地称后一种现象为"猴子思维"（monkey mind），成语"心猿意马"也可以传神地表达出相同的意思。耶鲁大学最近的一项研究发现，正念冥想明显减少了大脑 DMN 中的激烈活动，当 DMN 似乎在对大脑产生破坏性的控制时，正念冥想的练习有助于降低它的活跃程度。另外，经常练习正念冥想实际上还可以改变我们的大脑结构。2011 年哈佛大学的一项研究发现，通过仅仅为期 8 周的正念减压练习，练习者大脑中海马的皮质厚度就有所增加。作为大脑的关键区域，海马负责我们的学习、记忆以及情绪调节等功能，对于具有 VAST 的人来说，以上几方面都是需要重点加强的关键领域。

冥想中的一个关键点是对于呼吸的关注，通过呼吸计数和其他一些技巧来帮助你开始对自己的呼吸有所察觉，这样的练习对于定向注意力有一定要求，而定向注意力本身可以加强神经元之间的连接，在需要的时候，大脑中的 TPN 可以迅速启动。当你的思维开始四处游荡时，你只需要将它轻轻地拉回来，重新专注到呼吸上，一次又一次如此反复，直到你开始变得心如止水。目前有很多应用程序可以帮助你做到这一点，比如 Headspace，Calm 和 Mindfulness。

我们还推荐一种叫作"哈"的呼吸技巧。这种技巧十分简单易学，但需要你投入一定的专注度和注意力。首先，通过鼻腔深深吸一口气，默数 3 下或 4 下，接下来，通过口腔慢慢呼气，同时默数 6 下或 8 下，在呼气的同时发出柔和而绵长的"哈——"的声音。吸气和呼气所用的时间始终保持在 1：2 的比例关系，按照上面所举的例子，如果吸气的时候你数了 3 下，那么呼气的时候就数 6 下，如果吸气的时候你数了 4 下，那么呼气的时候就数 8 下。当你进入冥想状态时，使用这种强制式的呼吸技巧可以切断那些不请自来的纷乱思绪，并在短时间内提高你的警觉度和注意力。

做事的动机

每个人激励自己的方式各不相同。有些人会在每天晚上提前把运动服拿出来摆在显眼的地方，作为激励自己第二天早起运动的方法，还有一些人选择在做完运动以后给自己一个大大的奖励，这样的奖励能够促使他们朝着目标不断努力。现在又有一种已经被证实的方法可以激励自己更好地坚持运动：尽情想象或努力回忆在运动结束以后那种妙不可言的感觉。

密歇根大学的米歇尔·西格（Michelle Segar）最近进行的一项研究表明，对于成年人来说，能够将运动长期坚持下去的动力来自压力的缓解和深深的幸福感，这里的"长期"定义为一年以上。换句话说，这种动力并不是来自某个外在的目标，比如想为即将到来的重要聚会减肥或者买一个你一直在关注的小玩意儿。与其相反，真正有效的动力是你在脑海里牢牢记住运动带给你的美好感觉，正是这种愉悦的感受激励着你一直运动下去。关于运动、专注和动力，我们最喜欢的故事是关于一个叫露西的女孩的。露西聪明机灵，但她患有 ADHD，这使得她在数学学习方面感到非常吃力，对此她很沮丧和气馁。分数、小数和乘法这些数学方面的内容对她来说完全不像其他科目学起来那么轻松，她没有耐心坐下来解决数学难题，也无法集中精力认真思考相关问题，这导致她一开始做数学作业就容易发脾气。

瑞迪建议露西在开始做数学作业之前做 5 分钟的跳绳运动。这招果然很奏效！尝试以后露西感到没有那么焦虑了，大脑也开始运转了，她不再被数学问题吓倒。多年之后，深受之前成功应对数学题的鼓舞，露西在上大学和护理学校期间都一直坚持着这种做法。当她对有机化学、物理或解剖实验感到不知所措或灰心丧气时，她就会跳绳，这已经成为她的"条件激励因素"，因为露西非常清楚，这样做她的压力会立即减轻，她的感觉会变好，她的大脑也会回到正确的轨道上。

动起来

在治疗 ADHD 和 VAST 方面的问题时，并没有一个完美的公式能直接告诉你最适合的运动量或最佳的目标心率是多少，因为实际情况中的变量太多了。我们建议你每天做至少 20 分钟的体育活动，尽量想办法让活动变得能够激发你的兴趣，选择一些你想一直坚持去做的体育项目。在一周的时间里，针对你所做的体育项目做一些适当的变换，因为不同种类的体育活动能刺激我们大脑的不同部位。当然，对于 ADHD 患者来说，新奇感极其重要，毕竟无聊是他们的最大敌人。因此，我们建议你最好从下面所列的运动项目中选择几项混搭着做。

- 有氧运动，让心率达到最大心率的 70%，并且至少持续 20 分钟。

- 平衡训练，强化小脑功能和核心肌肉群，练习瑜伽或使用平衡球都是不错的选择。

- 需要高度专注的健身运动，让你在提高心率的同时保持全神贯注，尊巴及其他舞蹈项目、武术、球类运动或团队运动都符合这方面的要求。

- 对于保持健康来说，力量训练也非常重要，可以自然而然地将其融入你所做的活动中。

- 如果你还想获得一些额外的好处，就尽可能亲近大自然，选择到户外做一些运动。

无论你选择做上面哪种类型的运动，都可以邀请身边的人来参与，不妨试着养成和其他人一起运动的日常习惯，这么做会对你大有裨益。可以在晚饭后和配偶、朋友或正在与 ADHD 作斗争的孩子一起散步，这样做还会为你带来享受亲密时光的额外收获。当然，也可以选择和一个或多个朋友一起健身，这样做说不定会增加一些不可思议的乐趣。

第 8 章

药物治疗，令人
畏惧却有效

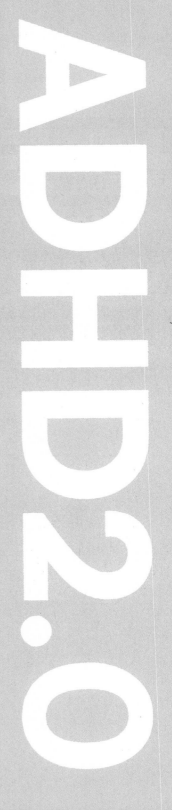

　　我和瑞迪从患者或者他们的父母那里听到的第一个关于药物的问题往往是："你真的相信利他林吗？"我们理解这些人真正想问的其实是，我们是否属于靠给患者开药来治疗 ADHD 的那种医生，但我们经常忍不住直截了当地回答他们："利他林并不是什么信仰，何谈相信与否！"尽管很多人想让你这么认为，但利他林不是魔鬼的代言人，代言人在这里另有一个名字，叫作大型制药公司，而我们两个人都没有从制药公司获得任何经济方面的好处。很遗憾的是，为 ADHD 患者开出的药物处方已经成为人们争相讨论的热点问题，并且在这个充斥着各种声音的领域里，理性正在慢慢消失。所以我们试图在和患者的谈话中重新引入理性的视角，帮助他们更加客观和全面地看待药物。

药物的确有效

　　从长远的角度来看，技能的培养对于 ADHD 患者起着举足轻重的作用，其中包括找到适合的学校或恰当的工作，也包括找到一位鼎力相助的老师、导师或伴侣，除此以外，还有我们所提倡的最重要的一点：在生活中建立和人、活动以及目标之间的积极联结，并让其充满你生活中的方方面面。但在短时间里，没有任何东西能比药物更有效。事实上，只要医生开具合适的药方，患者按照医嘱正确服药，在目前的各种治疗手段中，药物能提供最直接和最有效的治疗效果。甚至在某些情况下，患者服用一小时内，药物就开始起效了。所以，药物一直是医生治疗工具箱中非常有价值的治疗工具。

医生是否应该开药，患者是否可以服药，这些都应该基于实证方面的一系列研究，而不是基于人们的信仰、互联网信息或直觉判断。因此，最终做出什么样的决定是基于你希望从中得到什么，同时也基于你能切实看到的明确证据。当医生开药来帮助 ADHD 患者时，这是经过深思熟虑以后才做出的决定，也代表着一定的科学性。这个决定建立在以下两个基础上：我们仔细研读过科学人员严谨操作的随机对照试验，并且充分相信药物具有一定的疗效。在 2018 年，英国南安普顿大学的塞缪尔·科特斯（Samuele Cortese）进行了一项大型研究，研究了 133 篇关于药物治疗 ADHD 的随机研究论文。研究结论是，没有一种药物可以达到 100% 有效，但药物治疗的平均有效率可以达到 70% ～ 80%。

一直贬低药物价值、诽谤开药医生的那些人，他们可能对于饱受绝望痛苦折磨的患者身上发生的凄惨故事闻所未闻，我和瑞迪每天都会听到不同年龄段的患者讲述这样的故事，患者有的亲自来到我们的诊所，有的从世界各地写信给我们。那些随意批评的人肯定也未曾见过一位患者的母亲或刚接受治疗的成年人，为服药后短短几天的惊人效果喜极而泣，结束了多年以来不必要的痛苦折磨。药物不仅可以减轻患者的痛苦，而且可以将痛苦转化为成功、健康和快乐。贬低药物价值或反对患者服药的行为显然是非常无知的，那些谈"药"色变的人们也是极其可悲的。

令人出乎意料的是，许多警告别人不要服用 ADHD 药物或惧怕自己服用 ADHD 药物的人，可能也在不知不觉中通过咖啡因这样的兴奋剂进行着自我治疗。你每天所点的咖啡饮品，在市面上购买的各种类型的能量饮料，如红牛、5 小时能量饮料、魔爪等都含有咖啡因，咖啡因在我们的生活中无处不在。市面上还有许多软包装的非处方药物，其中，阿屈非尼（Adrafinil）和银杏叶补充剂非常受欢迎。许多青少年和成年人使用这些饮品或药物来改善他们的情绪状态、唤醒水平和认知表现。和医生开具的处方兴奋剂不同，这些非处方产品不被政府监管和控制，可能产生各种各样的副作用，而且，它们带来的积极效果往往也不可持续。

评估用药的恰当时机

即使在对药物的效果和安全性已经有十足把握的情况下，无论给孩子喂药，还是自己服药，这都是一个十分重大且通常令人纠结的痛苦决定，甚至对于整个家庭都会产生一定的影响。这样的情况下，另一个常见的问题就出现了："我们是否可以先尝试非药物的治疗手段，如果这些治疗方法不起效果的话，再进行药物治疗呢？"换句话说，究竟什么时候是尝试药物治疗的恰当时机？

就像本书第 3 章中提到的小脑刺激法，即使治疗结果不是立竿见影，我们也确实认识到了非药物治疗的显著优势。但从严格的药理学角度来看，这种先寻求非药物治疗的策略有点像是在劝近视的孩子："在尝试戴眼镜之前，让我们先眯着眼睛看一年。"

尽管如此，我们还是坚定地认为，除非是患者自己从心底愿意这样选择，否则任何人都不应该轻易开始服用药物，也不应该强迫他们的孩子服用药物。事实上，就像我们经常说的"心诚则灵"，只有从心里想要服药，药物的效果才能更好地显现出来，这一点可以用安慰剂效应来解释。安慰剂效应是一种已经被证实的现象，它利用人们的心智能力来提高诸如吃药、手术、针灸或运动等干预手段的效果。

在你全盘否定安慰剂效应或者将这个因素纳入对是否决定服药的考虑之前，不妨首先考虑这样几个问题。

- 如果是一份你梦寐以求的工作，你有多努力想在工作中表现得出类拔萃？哪怕是在面试中，你是不是都想把自己最好的一面展现出来？
- 如果是你真心渴望拥有的事物，如一只狗或猫、一辆车或一座房子，你会怎样精心照顾并小心呵护？
- 如果你在一家餐厅用餐，而这家餐厅正是你一直满怀期待想去品尝的，就餐体验会是多么地妙不可言？
- 如果你观看的是自己精心挑选的电影，你会看得多么如痴如醉，全然沉浸在这部电影中？
- 如果你投票力挺的总统候选人正式当选，对于新总统你会多么地爱戴拥护？

● 你对于聘用自己的老板，或对于你自己聘用的员工，又是怎样地
情有独钟呢？

以上这些问题的答案是显而易见的，并不需要我们解释太多，但是大
多数人往往都忽视了这一点。其实这就是幸福和成功生活的基本原则，当
我们参与热衷的活动，或者和我们所喜爱的人在一起的时候，我们会表现
得更好；与此相反，当我们遭到别人的强迫或者威胁的时候，我们会表现
得非常糟糕。就像出于错误的原因做正确的事情一样，如果你并不想服
药，即使是服用最好的药物也不会起到应有的作用。所以，在开始服药之
前，请耐心等待那个恰当的时机出现，当你或你的孩子不仅对服药不反
感，而且还从心里真正想要服用药物，这时候就可以开始考虑了。

从风险和收益的角度综合考量

瑞迪在加利福尼亚州就 ADHD 发表演讲后，一个叫丹的人找到了他，
想要寻求帮助。丹向瑞迪描述说，他 9 岁的孙子史蒂文刚刚被诊断患有
ADHD，史蒂文在家里经常大发脾气，一些看起来非常简单的事情他却
根本做不到。例如，他无法坐在餐桌旁安静地吃饭，也无法专心致志地
做作业，他在学校的成绩不及格，已经留了一级，在班级里也不受欢迎。
丹似乎对于医生做的临床诊断深信不疑，但他也担心是因为史蒂文的父
母没有好好地管教他从而令史蒂文患上 ADHD。此外，医生建议史蒂文
尝试服药，但是史蒂文的父母拒绝了，因为他们担心药物可能会在某种
程度上伤害史蒂文，并且会使史蒂文进一步被污名化，担心身边的人把

他当作一个有障碍的孩子来区别对待。丹很焦急地问瑞迪,他们到底应该怎么做呢?

这样的病例非常普遍,其中有几个方面非常重要,但又特别容易被父母忽视。首先,瑞迪向丹强调,在孩子 9 岁之前为他施加一定的控制、设定适当的限制都是至关重要的。成年人可以轻松自如地建立应对方法和结构化体系,可以聘请专人指导,认识到问题所在,还可以找专业的治疗师进行沟通……患有 ADHD 的孩子则需要在父母的帮助下学习设立界限。其次,瑞迪解释说,考虑到史蒂文目前表现出来的症状和行为,现在对他来说更重要的是到户外玩耍和运动。瑞迪还补充说,在睡眠、饮食和使用电子屏幕的时间方面,帮助他养成良好的习惯也是非常重要的。

关于药物治疗这个极其重要的问题,瑞迪建议并鼓励史蒂文的父母做一次严肃认真的风险与收益评估。全家人无论是通过和史蒂文的随意交谈,还是采取一种更正式的方式,来共同制作一个赞成和反对的图表,每个人都需要考虑 ADHD 是如何影响史蒂文在学校、社会和情感方面的生活的。比如史蒂文是有可能会在心中形成一个非常失败的自我形象,还是他已经在这样看自己了? 史蒂文是否因为在"踩刹车"方面能力不足而严重影响了他的社交状况,抑制了他结交朋友的意愿? 有没有其他方法可以迅速扭转史蒂文学业不断下滑的趋势?

在进行风险与收益评估时,我们鼓励你认真思考并回答以下这三个重要的问题。

1. 除了咨询医疗服务专业人员以外，我是否已经通过其他一些权威的渠道尽可能多地了解了 ADHD？

2. 在非药物治疗方面，比如建立积极的联结、在每天的工作学习中构建外在结构、做适量的运动、保证高质量的睡眠、摄取健康营养的食物、做冥想练习和养成其他一些积极有益的生活习惯等方面，我是否已经竭尽全力了？

3. ADHD 对我以及我所爱的人的生活究竟产生了多大的负面影响？

综合考虑各种选择

如果以上这些问题成功地说服了你为自己或你的孩子进行药物治疗，那么你需要全面了解市面上有关 ADHD 的药物。当我和瑞迪第一次进入 ADHD 这个领域时，药物方面的选择还非常有限，我们很欣慰地看到，现在已经有了很多可选择的药物，种类包括兴奋剂、类兴奋剂，以及我们所说的异常药物，异常药物包括其他一些药物的长效版本。在本章接下来的内容中，我将对这些药物类别逐一进行解释和评论。

当谈到 ADHD 的药物治疗时，重要的一点需要患者谨记在心，那就是并没有一种放之四海而皆准的方法。保罗·温德（Paul Wender）以前是犹他大学医学院的教授，我们都视他为生物精神病学之父，他提到过的一条建议放在这里再合适不过了：

  某些药物，在某些时候，使用某种剂量，在某些人身上起
作用。

  药物能起作用的关键是需要你对你的医生充满耐心。你们共同努力
找到真正有效的用药方案之前，可能需要对多种类型的药物进行多次尝
试，就像我们对患者所做的那样，在不同的时间将不同的药物组合在一
起使用，还需要密切关注患者可能出现的任何副作用，关注药物疗效的
持续时间和峰值水平，关注患者受药物影响产生的任何细微变化，同时
结合积极和消极两方面的影响进行综合考量。你的医生对这些内容了解
得越多，就越有可能为你制订有效的用药计划。

兴奋剂

  中枢兴奋剂[1]是治疗 ADHD 的首选药物，它已经被证实是最有效而
且副作用最少的药物，上面提到的 70% ~ 80% 的药物有效率主要得
益于这类药物的使用和研究。与许多处方药一样，尽管这方面的问题极
为少见，人们仍然担心这类药物会引起患者对兴奋剂的成瘾和滥用，这
些担心是合情合理的。中枢兴奋剂可分为两大类：第一类是哌甲酯类
型的兴奋剂，常见的药品包括专注达（Concerta）[2]、利他林、Focalin、
Quillivant 和采用口腔渗透设计的哌甲酯控释剂（OROS-MPH）。第

---

[1] 治疗 ADHD 的中枢兴奋剂，我国目前批准使用的仅有哌甲酯速释剂和控释剂，药品名
 称为专注达。——译者注
[2] 通用名盐酸哌甲酯缓释片。——编者注

二类是苯丙胺类型的兴奋剂，你可能认识的一些药物，如 Adderall、Evekeo、Vyvanse 和 Mydayis。

对于已经处于超速运转状态的大脑来说，使用兴奋剂类的药物似乎有悖常理，但这种逻辑忽略了兴奋剂会提高多巴胺和去甲肾上腺素水平这一事实，因为多巴胺和去甲肾上腺素这两种神经递质在 ADHD 患者的大脑里经常处于失调的状态。你也可以从另外一个角度进行解读：兴奋剂可以刺激大脑的刹车系统，从而让人更好地控制自己。多巴胺的增加有助于神经细胞之间更"干净"地传递信息，有助于减少信息噪声，让嘈杂的声音逐渐停下来，并将大脑调整到正确的频道。如果神经细胞之间传递的信号不清晰，那么人就很容易陷入困惑和焦虑的情绪中。

多巴胺也能够增强人们做事的动机。布朗大学心理学家安德鲁·韦斯特布鲁克（Andrew Westbrook）和他的同事在 2020 年进行的一项研究就得出了这方面的结论，很多人在服用一种哌甲酯类的药物后都报告了这样的结果：在他们大脑深处与动机有关的区域——尾状核中，可用的多巴胺增多，因此，药物研究中实际的衡量指标——完成一项复杂任务的愿望增强了。那些未服用哌甲酯类药物的人则更倾向于选择相对容易完成的简单任务。

这里也有一些用来增加多巴胺的非药物方法，仅供参考，其中有些方法是有益健康的，比如运动、参与激发创造力的活动、建立和其他人的联结、追求更加高远的目标；有些方法则适得其反，比如过量摄入碳水化合物、酗酒、疯狂购物、频繁的性行为或疯狂工作等强迫性活动。

如果人们掌握不好对多巴胺的适度追求，就会造成各种各样的成瘾行为，但是，一旦掌握了这个尺度，就会带来巨大的成功和无尽的快乐。

增加去甲肾上腺素可以提高人们的觉醒程度，令人更加清醒，从而提高人们从周围环境中获取信息的能力，这意味着人们的感官更加协调地合作，能够更好地"感知空间"，对视觉和听觉方面的理解也更清晰准确。

多巴胺和去甲肾上腺素都可以增强人们的执行功能，而执行功能是由号称"大脑首席执行官"的前额叶控制的，前额叶帮助人们完成计划、分类、重要性排序、辅助记忆和评估结果等方面的重要任务。执行功能还可以有效地帮助人们启动大脑的刹车系统，停止那些不适当的反应和冲动行为，对来自内部或外部的刺激做出恰当的回应。

上述两种兴奋剂，它们之间的主要区别在于，哌甲酯类药物对多巴胺水平的影响略高于对去甲肾上腺素水平的影响，苯丙胺类药物则正好相反，这类药物对去甲肾上腺素的影响大于对多巴胺的影响，尽管差异很微小。

研究人员还发现，这两种不同类型药物的疗效对于不同年龄的患者也存在细微的差别。对儿童和青少年来说，哌甲酯类药物的效果稍好一些，对于成年人来说，苯丙胺类药物的效果则更好一点。几乎所有接受测试的药物的耐受性都不如安慰剂，当然，这一点也在我们的意料之中。

类兴奋剂

顾名思义，类兴奋剂与中枢兴奋剂发挥的作用非常相似，都是用来提高患者体内多巴胺和去甲肾上腺素的水平，但它们对这两个系统的作用方式截然不同。在市场上销售的类兴奋剂有安非他酮（Bupropion）、托莫西汀（Atomoxetine）和地昔帕明（Desipramine）[1]，这些药物当初都是作为抗抑郁药物研发的，但很快在 ADHD 领域找到了自己的市场。类兴奋剂比兴奋剂的药效更长，患者可以选择在早上或晚上服用，而且由于没有滥用的可能性，对于那些有药物滥用风险的患者是不错的选择，同时，对于服用中枢兴奋剂有副作用的患者来说，它也是一种很好的替代品。类兴奋剂只对某一部分 ADHD 人群起作用，而且药效非常明显，但我们无法准确地预测它究竟对哪一部分患者有效。它的缺点也很明显，这点在临床上已经得到证实，就是它们不像中枢兴奋剂那样对大多数患者有效。这类药物药效慢，可能需要数周的时间才能达到最佳疗效，此外还有一些常见的副作用，如失眠、烦躁、口干、恶心、头痛、便秘等，服用地昔帕明可能还会出现心律失常。

另一种类兴奋剂莫达非尼（Modafinil）通过同时刺激组胺和多巴胺起作用，使患者保持清醒和专注状态。莫达非尼最初是针对嗜睡症研发的，深受夜班护士和飞行员等轮班人员的欢迎，对一些 ADHD 患者也有好处。这种药物的优点包括能使患者顺利工作 8 ～ 12 个小时、副作用非常小。目前，它尚未获得美国食品药品监督管理局批准用于治疗 ADHD，而且部分服用过莫达非尼的患者确实会出现焦虑和失眠的症状。

---

[1] 通用名为去甲丙咪嗪。——编者注

金刚烷胺（Amantadine）最初作为一种抗病毒药物在 1966 年问世，它是另一种值得一提的类兴奋剂。除了用于抗病毒，金刚烷胺一开始也被用于治疗帕金森病，如震颤、僵硬和注意力困难等症状。金刚烷胺对多巴胺系统有影响，但影响十分微弱，就好像是多巴胺的替代品，它还刺激另一种神经递质来帮助增加多巴胺的实际浓度。最近，金刚烷胺开始被用于治疗阿尔茨海默病、脑外伤和 ADHD 等患者表现出来的注意力困难，并取得了一些积极的效果。虽然尚未获得美国食品药品监督管理局批准用于治疗 ADHD，但金刚烷胺正在接受严格的审查并有望获得全面批准。金刚烷胺可以持续 24 小时不间断地产生平稳效果，而且几乎没有副作用，它不会让人上瘾，也不是受监管的药品，这意味着医生可以重复开具处方。

异常药物

有许多药物并不完全归属于中枢兴奋剂或类兴奋剂，我们称这些药为异常药物，其中包括可乐定（Clonidine）及其姊妹药胍法辛（Guanfacine），后者以长效药胍法辛缓释片的形式进行销售和推广。这两种药都是传统降血压药物，历史悠久，单独使用或与兴奋剂结合使用都非常有效，它们主要是对焦躁不安、攻击性和情绪过于敏感有镇定作用，同时有助于患者集中注意力，保持专注状态。

这些异常药物之所以变得越来越重要，原因之一是新发现了一种叫作拒绝敏感性焦虑症（Rejection Sensitivity Dysphoria，RSD）的疾病，这是一种极端的情感痛苦体验，患者在生活中被身边非常重要的人拒绝、嘲笑或批评后，会在头脑中产生一些观念从而引发疾病，而这种令其痛不欲生的观念可能是真实存在的，也可能是想象出来的。RSD 也可能由强烈的落差感引发，比如未能达到自己心目中的高标准或未能满足别人对自己的美好期望。

拒绝敏感性通常是 ADHD 诸多特质中的一部分。正如第 1 章讨论过的，ADHD 患者倾向于纠结正常生活中的细枝末节，并放大这些琐事带给他们的负面影响。通常情况下，患有 RSD 和 ADHD 的人是高度警惕和极其敏感的，他们不惜一切代价试图减少这方面的感觉。这可能导致他们误读别人的暗示，为了避免别人可能投来的轻蔑眼光而想逃离正常生活。当他们试图反击自己想象出来的致命威胁时，也会造成攻击性情绪大爆发或大发雷霆。

威廉·多德森是一位杰出的精神病学家，他在帮助人们了解 RSD 这种疾病的普遍程度方面处于领先地位。他表示，只要患者知道这种感觉有一个对应的专有名称，他们就能得到极大的安慰。无论 RSD 是单独存在还是与 ADHD 共同存在的，只要让患者意识到自己不是独自在和病魔作斗争，就会给他们带来巨大的影响和非凡的意义。通过命名这种疾病，患者可以积极地和病魔作斗争，避免陷入绝望的恶性循环。对于那些深受 RSD 影响的患者来说，大约 1/3 的患者通过结合使用可乐定和胍法辛可以使自己从绝望中解脱出来。虽然这两种药物没有滥用的风险，但它们会导致患者的血压显著下降，因此应该缓慢停药，否则会导致患者的血压升高和脉搏加快。

我和瑞迪进入 ADHD 研究领域已经 40 多年了，虽然在过去的这几年里，ADHD 药物方面没有发生什么重大的变化，但长效兴奋剂的概念确实改变了药物治疗的"游戏规则"。过去 ADHD 药物的平均药效约为 4 小时，现在长效药物可以帮助患者在 12 小时内保持相对无症状的状态。2006 年的一项研究表明，服用短效药物的患者中有 40% ～ 50% 对治疗感到满意，而服用长效药物的患者中，这一数字上升到了 70%。ADHD 患者一般很难记清每天要服用多少次药物，长效药物对于他们来说是一个巨大的好消息，长效中枢兴奋剂很快成为 ADHD 患者的标准治疗手段也就很容易理解了。

市面上有一种与众不同的、相对较新的长效药物是二甲磺酸赖右苯丙胺。这种药在 2008 年被批准上市，是一种无滥用风险的中枢兴奋剂。此种药物传递系统的最大不同之处在于它被肠道内红细胞中的一种酶激活，也正是由于独特的传递系统，这种药物的持续时间也更长。虽然该药的广告宣传可以维持 12 ～ 16 小时的疗效，但它的平均药效实际为 10 小时左右。二甲磺酸赖右苯丙胺之所以能成为市场上最受欢迎的药物之一，是因为它具有长效性和完全可溶性，对于不喜欢吃药片的孩子来说，这种药很容易通过饮料的形式服用，可以和食物一起服用，也可以空腹服用，便于患儿父母灵活选择。

还有一种更新的混合苯丙胺盐药物号称具有一种长效且新颖的药物传递系统，药名叫 Mydayis，于 2017 年推出，以 16 小时为一个周期，分别通过早上、中午和晚上三个时点在患者体内不间断地进行激活。

长效药物非常受患者欢迎，但在第一次尝试药物治疗时，建议患者首先使用短效中枢兴奋剂药物，当医生能够确定药物可以很好地被患者耐受时再使用长效药物。

药物成瘾和滥用

我先分享一个非常重要的研究结论：在患者的生命早期服用兴奋剂或类兴奋剂的药物有助于预防、而不是加快患者日后的药物成瘾。由于80%的成瘾是在13～23岁开始的，而且ADHD患者比一般人群更容易上瘾，综合以上几点，在13岁之前开始给孩子服用兴奋剂药物是很有意义的。

药物成瘾和药物滥用是那些不愿意服用ADHD药物的患者提到的主要担心的问题，这是完全可以理解的，而且这方面的担心也是合情合理的。事实上，ADHD药物是美国高中生和大学生滥用最多的药物之一。尽管如此，值得注意的一点是，ADHD兴奋剂药物的滥用主要是被那些还没有被诊断为ADHD的学生不恰当地使用所致。这些神经发育正常的滥用者利用这些药物来熬夜学习，或用来增强兴奋度和快感，还有其他一些只有青少年才能想到的离奇原因。

ADHD患者故意服用过多的兴奋剂药物的情况并不多见。长期的研究发现，成功接受兴奋剂治疗的ADHD患者对药物的上瘾程度远远低于一般人群，当然也低于患有ADHD但未服用兴奋剂药物的人群。

患有ADHD且未接受治疗的青少年药物成瘾的可能性要比成功接受

兴奋剂治疗的患者高出 5 ～ 10 倍。一般来说，人们认为到精神病医生那里看病是为了得到最高剂量和最多数量的药片，这只是一个传说 。事实上，医生遇到的最大问题是患者每个月都没有按照医嘱服用处方要求的总剂量，最让医生头疼的一点恰恰是要不断督促患者坚持服药，而不是确保他们不会寻求过量的强效药物。当人们开始停止服用兴奋剂药物时，他们可能会出现轻微的戒断症状。这种情况一般会在每天晚上发生，症状表现可能非常轻微，很多患者都不易察觉，停止服用兴奋剂药物时一开始也可能导致越发疲倦、焦虑和攻击性增强或者其他表现。说到这里，接下来我们就来讨论一下药物的一些常见副作用。

副作用

ADHD 药物最常见的副作用包括易怒、口干、睡眠中断、头痛和食欲下降。服用药物一段时间以后，患者的心率和血压可能上升，因此一些人担心药物会对心脏产生长期影响。最近的研究表明，这方面的影响微乎其微，但在患者服用药物时，医生总会给予相关的提醒和警示。医生开具处方要密切观察并监控患者的情况，尤其是在患者开始用药的阶段。

最后一点，但也是同样重要的一点，使用处方药治疗 ADHD 有一个令人欣慰的额外好处：正确的诊断和适当的治疗不仅对改善 ADHD 症状有帮助，而且还可以预防患者出现焦虑症或抑郁症等一些继发性问题。

基因检测

通过研究患者的基因发现不同癌症的生物标志物，以及根据患者的基因特征定制个性化的治疗方案，癌症治疗在多方面取得了令人惊叹的研究结果。自然而然地，研究人员开始关注基因检测在心理疾病和精神病学领域的应用。事实上，像我们这样的临床医生已经能够把来自患者唾液、血液、皮肤甚至头发的 DNA 样本提交给基因检测方面的公司，公司对这些 DNA 样本进行分析并提供基因分析，这样的操作已经进行了一段时间。

患者和临床医生的想法一样，都希望能从这样的专业基因分析中得知患者使用哪种药物可以取得更好的治疗效果。但和专家交谈以后，我们得到的专业意见始终是："这个方向是非常具有前景且充满希望的，但我们现在还没有真正达到那个程度。"因此，除非是患者坚持，否则我们不会定期对患者进行基因检测，也不会根据检测结果来选择药物。当然，除了产生一些费用以外，基因检测对患者来说并没有什么坏处，由于基因检测的类型、提供检测的公司和患者个人健康保险的覆盖范围不同，检测的费用也不一样，最高可达 2 000 美元。

这方面的基因检测并不能准确地告诉患者或医生哪种药物将会产生最佳的效果，这是我们目前还未能达到、但所有人都希望能达成的终极目标。然而基因检测在患者对某种药物的代谢速度方面可以提供一些非常有价值的信息。例如，如果你身体里缺乏某种酶，这方面的信息可以为正确用药提供极大的帮助，在某些情况下还可以防止因用药不当而产生的灾难性后果。

我和瑞迪在芝加哥找到了一家我们都非常推荐的基因检测公司，叫坦帕斯精准医疗技术公司（Tempus）。顺便说一句，我们都没有从该公司获得过任何补偿，甚至连一顿午餐都没有。该公司在 2015 年成立，起因是医生在为创始人的妻子制订癌症治疗计划时缺乏可以参考的基因数据，创始人对此感到十分震惊，他开始着手建立自己的公司，想要改变这种状况。

2018 年，坦帕斯公司开始研究精神病学以及癌症检测。大多数这个领域的公司提供所谓的"小范围测序"，报告 12 ～ 15 个基因，并将它们和医生可能开具的药物进行关联。坦帕斯公司因为采用了"全外显子组测序"而在这个领域脱颖而出。

一条 DNA 链包含外显子和内含子，外显子是一个编码序列，也就是生成编码点位的模板，而对于内含子的功能，目前还存在争议。内含子看起来毫无用处，好像只是一个观摩编码的观众，但大自然很少创造单纯的观众，相信随着科学的进展，内含子的一些基本功能可能会慢慢发现。与之对应，我们对于外显子的重要功能更为确定。这些外显子组合在一起形成了外显子组。

全外显子组测序之所以有如此重要的意义，是因为这看似是在整理一个由各种无关数据构成的巨大数据库（患者的个人病史和家族史也在坦帕斯公司收集之列），但有意义的生物标志物可能会显现出来，也正是因此，坦帕斯公司才要收集和测试整个外显子组。

相比目前更为常见的小范围测序，通过做全外显子组测序，坦帕斯公司不仅为基因检测领域的新发现奠定了一定的基础，而且还为患者和医生提供了更多的可用信息。

你可能会认为，既然得到了更多的信息，那么相应地，成本也会更高，其实不然。坦帕斯公司找一些保险公司报销他们的测试费用，他们还有健全的财务援助计划来避免患者承受不必要的财务负担。大多数的申请者都有资格获得自付费用最高不超过 100 美元的测试，甚至还有免费的可能，对于许多患者来说，和检测相关的经济损失风险已经被完全消除了。

在我们医生看来，现在至少可以开始考虑在开处方药的时候定期为患者进行基因检测了。

第 **9** 章

结语：找到
大脑独特的运行方式

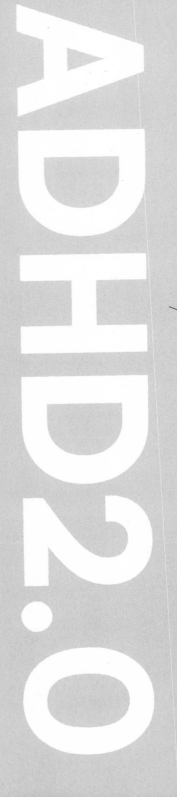

如果你患有 ADHD 或具有 VAST，发现自己拥有跑车般高速运转的大脑却只配备了自行车的刹车片，或者你更愿意使用别的什么术语来描述自己兼具优势和劣势的独特大脑，如果是后面一种情况，你很可能还没有认真读完整本书就匆匆翻到了这一页。即使是这样也没有关系，我们很能理解你，因为像我们这样的人往往会迫不及待地跳到最后寻找整本书的精髓，就像我们做事情总是喜欢本末倒置一样。

我们将本书的重点内容言简意赅地总结一下：这本书包括很多真实的故事、具体的解释、切实的建议和一定的科学知识，希望这些内容可以把我们拥有的独特大脑转化为一笔非同寻常的资产，同时我们也要随时警惕，它有时候可能会化身为可怕的诅咒。ADHD 和 VAST 给许多无辜的人带来了不堪回首的羞耻和无穷无尽的痛苦，所以我们才热切地决定利用我们的知识、竭尽所能来终结这份沉重的羞耻和痛苦。

在过去很长的一段时间里，ADHD 都被彻底误解了，可悲的是，误解的程度还很深。由于儿童时期无法控制自己的行为而受到来自教育体系的肆意惩罚和无情虐待，一代又一代成年人的才华就这样被白白浪费和永久埋没了。很长一段时间以来，人们认为称呼这些患有 ADHD 的人笨蛋、蠢货和白痴没有什么问题，而且在他们看来，这是再正常不过的事情。但是早在 20 世纪 60 年代，这些词只会出现在医学教科书中，当一个人智商出现问题的时候，医生才会使用这些词语去做实际的诊断。很多 ADHD 患者现在每天都生活在这样的误解和羞耻中，所以不难想象他们中的很多人迫不及待地想要略过中间苦不堪言的经历，直接跳到故事的最后。

但是，请想一想，你一开始为什么要拿起这本书呢？你究竟在寻找什么，是不是希望自己能有一个幸福美好的结局？

如果是这样，你就来对地方了！我们可以带领你抵达你一直在苦苦追寻的幸福结局。事实上，这不是终点，而是一个分界点，是时候和过去的自己说再见了，因为大多数时候、在人生的某些节点，我们会回到正确的道路上。还有非常重要的一点，大众正在逐渐意识到，我们的问题并不是懒惰、无礼或自我放纵造成的，而是因为我们的神经系统功能与"神经正常的人"略有不同，认识到这点差异有着非同寻常的意义。我们大脑中的 TPN 和 DMN 之间有时会发生连接故障，小脑经常会有点失衡，需要不断得到加强。科学研究可以很好地证明，我们并非想要刁难身边的人，从我们的身体到我们的内心其实都在经历非常艰难的时光。通过这本书的介绍，我们现在也掌握了一些能真正帮助我们解决大脑故障和失衡问题的方法，比如和他人建立联结，发现我们的优势，把关注点放在这些优势项而不是弱势项上，在我们的环境中搭建结构化的体系，定期运动和正确服药。

人们开始逐渐意识到另一个事实，患有 ADHD 的人一般都具有巨大的潜力，比如创造力、创业精神和充沛的精力。在临床实践中，我和瑞迪每天都能看到 ADHD 患者取得的惊人成就，我和瑞迪自己也有过这样的经历，我们两个都患有 ADHD，但这并不妨碍我们成为非常成功的作家和临床医生。

现在是大家团结一致应用所学所知的时候了，只有这样，通往机会、创造力和理解的大门才会向所有的 ADHD 患者敞开。我们写这本书就是为了告诉你在哪里可以找到这把打开成功之门的钥匙。

虽然本书的每一章都强调了某一方面的发现、策略或治疗方法来应对你所面临的 ADHD 难题，但我们都知道，最终你需要按照自己独特的方式将这些所学的知识和方法组合起来，形成一套适合自己的切实有效的做法。如果你平时打高尔夫球，请思考一下我和我的姐夫克里斯之间这段对话的深层含义。克里斯是弗吉尼亚州的高尔夫职业球员，希望我们之间的对话可以给所有 ADHD 患者带来生存及发展方面的中肯建议。

　　克里斯：奈德（哈洛韦尔的小名），你只需要找到属于自己打球的感觉，牢牢记住这种感觉，然后在实际的练习中把这种感觉发挥出来。请记住，挥杆的关键不在于一直去关心球是否能进到洞里。

　　哈洛韦尔：但是，克里斯，我每次都祈祷球能进到洞里，我怎么可能对球是否进洞毫不在乎呢？

　　克里斯：当学会如何挥杆时，你会打得更好。

　　其实最后这句话就是整本书想要提供给你的宝贵建议：我们想帮助你找到属于自己的那种感觉，并且努力让这种良好的感觉成为现实。我们想鼓励你，不要那么在意最终的结果是成功还是失败，因为这是一个容易迷惑人的陷阱，它让很多人无法获得真正的幸福。

　　就像每个人都有自己的挥杆风格，对这门巧妙的艺术有自己独特的感受一样，我们每个人都有自己的生活方式，对所做的事情有属于自己的感受。回顾一下你的风格和你的感受，这真的是来源于你本身还是对别人的模仿？我们所做的大部分事情总有一部分是在模仿别人，但让我们每个人与众不同的是我们自己添加进去的某些东西，正是这些东西造就了我们的个性、我们独特的气质和我们的风格。再举个例子，在我女儿 5 岁的时候，我专门为她写了一首诗，其中有一句是这样的："没有一模一样的大脑，也没有完美的大脑，每个人的大脑都是独一无二的。"

　　尽管我们竭尽所能提供了我们认为适用于所有 ADHD 患者的最好的干预方法，但是无论你是否使用或者如何使用这些方法，你都必须结合自身的情况进行个性化的调整，努力找到属于你自己的感觉，对其他人合适的方法并不一定对你也合适。

　　冒着疏远那些从未打过高尔夫人群的风险，我们需要把这个"高尔夫球就是生命"的比喻适当地做一些扩展。如果你平时不打高尔夫球，你已经错过了享受完美挥杆带来的那种妙不可言的感觉。请跟随我们一起完成击球的整套动作：走到高尔夫球跟前，摆好发球姿势，然后用力一挥。当动作做得正确流畅的时候，你甚至感觉不到球杆击中了球。你只需朝球优雅地挥杆过去，用一个漂亮流畅和非常平衡的扭转代替蛮力

（如果你发球动作做得对的话），你就可以让这个满是酒窝的"小恶魔"成功地飞向蓝色或多云的天空，它很快就会变成一个褐色的小圆点、一颗流星。

挥杆动作一旦完成，高尔夫"表演"中的规定动作也就此结束，然后你紧紧盯着球在空中飞行的轨迹，越来越高涨的自豪感油然而生，每当想象自己打高尔夫球的时候，你都期待能实现这样优美的飞行曲线，今天你终于做到了。因为自己打出了梦寐以求的完美的一击，因为击败了这个满是酒窝的"小恶魔"并控制住了可能出现的混乱局面，因为最终战胜了那些可能阻碍你勇往直前的出错因素，此时，你的心中充满了快乐的音符。

这次并没有出现失误，这次你终于搞定了。同时你还获得了一直在苦苦寻找却很少能找到的那种奇妙感觉，一种即使状况百出依然有信心能在比赛中获胜的感觉，一种尽管知道下次会遭到猛烈反击也要全力以赴征服敌人的感觉。就在这一次，就在这个无比美好的时刻，你用优雅而光荣的"嗖"的一声便轻松击败了敌人。

这时候你兴奋地对自己说：太好了，让我再做一次。再做一次，这是多么永恒的嘲讽。坚持不懈地再做一次，这是我们所有人共同的梦想，但是很少有人能最终实现。

正是因为我们没法一遍又一遍地进行枯燥的练习，所以当我们真正放松下来、不再把关注点放在球是否能进洞时，打球的感觉才能逐渐被找到。克里斯提出的"不要过于在意击球结果"的建议似乎和人们的直觉背道而驰，但我们已经认识到，这么做是完全有道理的。这并不意味着你对此麻木不仁，只能说明你全然关注的是当下这个时刻，而不是最后的结果。

我们发自内心地希望你能留在比赛中充分享受比赛的快乐、专注于比赛的过程，试着去理解过分强调最终的胜利是多么愚蠢和肤浅，轻易让失败来定义你是多么目光短浅和缺乏想象力。请记住，人生最大的回馈和生活最大的快乐都来自比赛本身。试着去摸索比赛中的各种道理和方法，并且尝试用全新的方式不断挑战自己。沉浸其中尽情享受吧！尽管有时候需要苦中作乐，但请你一直努力坚持下去，就好像生活的真谛就在于此，而且这就是事实。为了找到你的奇妙感觉而奋斗终身，并且努力让它成为现实。当然，我们也要珍惜每次精彩的击球，因为没有什么能比得上完美一击带给我们的奇妙感觉。但更为奇妙的是，我们同样也要珍视每一次失误，因为失误让你想要再尝试一次，也带给你一些要不断去争取的目标。还有一句容易让人抓狂的名言是这么说的："犯错很好地提醒了你，人生本来就是在不断地犯错。"

条条大路通罗马，我们每个人都会找到不尽相同的方法抵达成功的彼岸，没有唯一正确的道路。对我们所有人来说，要认识到最完美的大脑其实并不存在，我们每个人都有机会去寻找自己大脑的特殊运行方式，这是多么令人振奋的消息啊！

《精神障碍诊断与统计手册（第 5 版）》（DSM-5）中关于 ADHD 的定义和标准（节选）

ADHD 患者表现出一种持续的注意缺陷和多动或冲动的模式，干扰了大脑功能或发育。

注意障碍

在下列 9 项症状中，16 岁及其以下的儿童出现 6 项或更多的症状，或者 17 岁及其以上的青少年和成人出现 5 项或更多的症状。注意缺陷症状已经持续至少 6 个月，且达到了与发育水平不相符的程度。

· 在作业、工作及其他活动中经常不能密切关注细节或犯粗心大意的错误。
· 在作业、任务或游戏活动中经常难以集中注意力。
· 当听别人讲话时，经常看起来像没有在听。

- 通常不遵守指示，无法完成学校作业、日常事务或工作中的职责，失去注意力、心不在焉。
- 经常难以组织任务和活动。
- 通常回避、厌恶或不情愿从事那些需要长时间脑力劳动的任务，如学校作业或家庭作业。
- 经常丢失执行任务和参加活动所需的物品，如学习资料、铅笔、书籍、工具、钱包、钥匙、文件、眼镜、手机等。
- 容易分神。
- 经常在日常活动中忘记事情。

多动或冲动

在下列 9 项症状中，16 岁及其以下的儿童出现 6 项或更多的症状，或者 17 岁及其以上的青少年和成人出现 5 项或更多的症状。多动冲动症状已经持续至少 6 个月，且达到了与发育水平不相符的程度并带有一定的破坏性。

- 经常手脚不停地动或在座位上扭动。
- 被要求坐在座位上时却经常离开座位。
- 经常在不适当的场合跑来跑去或爬上爬下（对于青少年或成人，可以仅限于感到坐立不安）。
- 经常无法安静地玩耍或参加休闲活动。
- 经常"忙个不停"，好像"被发动机驱动着"。
- 经常讲话过多。
- 经常在提问还没有结束之前就把答案脱口而出。

· 经常等不到轮到他的时候。

· 经常打断或侵扰他人（例如在别人谈话时插话或打断别人的游戏）。

此外，ADHD 的诊断还必须满足以下这些条件。

· 若干注意障碍或多动或冲动的症状在 12 岁之前就已存在。

· 若干注意障碍或多动或冲动的症状存在于两种或更多的场合（例如在家里、学校或工作场所中，与朋友或亲戚在一起时，其他活动中）。

· 有明确证据显示这些症状干扰或降低了社交、学业或职业水平。

· 这些症状不能用其他的精神障碍（如心境障碍、焦虑障碍、分离性障碍或人格障碍）来更好地解释。这些症状不仅仅出现在精神分裂症或其他精神性障碍的病程中。

根据症状类型，ADHD 可出现三种类型的表现。

· 混合表现：如果在过去 6 个月内出现足够多的注意障碍和多动或冲动的症状。

· 以注意障碍为主型的表现：如果在过去 6 个月内出现足够多的注意障碍症状，而多动或冲动症状较少出现。

· 以多动或冲动为主型的表现：如果在过去 6 个月内出现足够多的多动或冲动症状，而注意障碍症状较少。

因为症状会随着时间的推移而改变，所以呈现出来的表现也会随着时间的推移而改变。

成人 ADHD 的诊断

ADHD 通常会持续到成年。在 17 岁及其以上的青少年和成人中 ADHD 的诊断只需要符合 5 项症状，不像年幼的儿童需要符合 6 项症状。年龄较大的患者表现出来的症状可能会有所不同，例如，在成年人中，多动可能表现为极度坐立不安，或者因他们的活动而使他人疲惫不堪。

　　这部分是我最喜欢撰写的书中内容：向我身边的朋友和家人表达我的感谢之情。首先，请允许我感谢出版社，更具体地说，我想感谢我们的编辑玛妮·科克伦（Marnie Cochran）。如果说科克伦让这本书如虎添翼，那么在很大程度上仍然低估了她的作用。这本书的原始手稿共 12 万词，但最终出版的英文版本只有 4.9 万词。不难想象，能够对一本书进行大刀阔斧的精简提炼，削减了约 60% 的内容，还居然能让我和瑞迪都感到十分满意，这是一位技艺何等精湛的编辑啊！这就是科克伦所做的神奇的创作。亲爱的读者，你应该感谢她为你节省大量的阅读时间，可以直接略去那 7 万个不必要的词。

　　我还要感谢为我的书一直做宣传，并激励

我思考和策划下一本书的经纪人詹姆斯·莱文（James Levine），他是我非常敬重的一位经纪人，他不仅对书拥有超凡品味，还非常多才多艺，他旗下拥有一支很棒的新书宣传团队。

在 1973 年入读医学院之前，我一直在旧波士顿市医院做研究，我想由衷感谢这所医院里成千上万个患者带给我的宝贵临床经验，患者身上遇到的问题会不断激励我更多地探索和学习，患者就是我最好的老师。

我要感谢我们在创作这本书的过程中咨询过的众多专家以及伸出援手的朋友。我要特别感谢我最好的朋友彼得·梅茨，他是一位儿童精神病医生，我和他认真探讨了本书中的大部分观点。

当然我要特别感谢约翰·瑞迪，我第一次和他见面是在 1978 年，我在当时的马萨诸塞州心理健康中心工作，他是那里的首席住院医生。瑞迪为我热情地介绍了埃尔文·塞姆拉德（Elvin Semrad），鼓励我开始和患者接触。

最重要也是我最想感谢的人是和我结婚 32 年的妻子苏，还有我们的三个孩子露西、杰克和塔克，他们每天都给我的生活带来温暖的阳光、用不完的能量和满满的爱，我对此感激不尽。

——爱德华·哈洛韦尔

我想衷心感谢那些在推动本书出版的过程中发挥了重要作用的人。首先感谢我们的编辑玛妮·科克伦，她为将此书打磨成现在的样子做了大量的辛勤工作，她一直孜孜不倦、一丝不苟，还帮助引导我们的思想、集中我们的精力。

　　我也深深地感谢我的学生爱德华·哈洛韦尔，这么多年来，他更像是我的老师和宝贵的朋友。他在我的心中点燃了想去不断迎接挑战的熊熊之火，我们再度携手，将我们的想法形成文字，成就了现在的这本新书。

　　还要感谢我以前的导师乔治·韦兰特、艾伦·霍布森（Allan Hobson）和理查德·沙德尔（Richard Shader），他们并没有因为我对ADHD产生极大的热情而感到遗憾，而是一直鼓励和引导我努力做好。同时，我要感谢我的商业伙伴和好友本·洛佩斯（Ben Lopez），他教会我勇敢地突破常规思维。我要一如既往地感激这些年来一直陪伴我的患者，他们和我分享生活中的点滴，也教会了我很多书本上学不到的宝贵知识。

　　最后，我想衷心感谢我的妻子艾丽西亚·乌尔里克（Alicia Ulrich），她也是我的合作伙伴，一直对我的书稿内容不断地提问和思考，同时也为书中的内容提供了一些积极的、诚恳的意见。正是她的这份深厚的爱，还有两个女儿杰西和凯瑟琳，以及外孙卡勒姆、外孙女格蕾西的爱，让我深感所做的一切都是值得的。

——约翰·瑞迪

未来，属于终身学习者

　　我这辈子遇到的聪明人（来自各行各业的聪明人）没有不每天阅读的——没有，一个都没有。巴菲特读书之多，我读书之多，可能会让你感到吃惊。孩子们都笑话我。他们觉得我是一本长了两条腿的书。

——查理·芒格

　　互联网改变了信息连接的方式；指数型技术在迅速颠覆着现有的商业世界；人工智能已经开始抢占人类的工作岗位……

　　未来，到底需要什么样的人才？

　　改变命运唯一的策略是你要变成终身学习者。未来世界将不再需要单一的技能型人才，而是需要具备完善的知识结构、极强逻辑思考力和高感知力的复合型人才。优秀的人往往通过阅读建立足够强大的抽象思维能力，获得异于众人的思考和整合能力。未来，将属于终身学习者！而阅读必定和终身学习形影不离。

　　很多人读书，追求的是干货，寻求的是立刻行之有效的解决方案。其实这是一种留在舒适区的阅读方法。在这个充满不确定性的年代，答案不会简单地出现在书里，因为生活根本就没有标准确切的答案，你也不能期望过去的经验能解决未来的问题。

　　而真正的阅读，应该在书中与智者同行思考，借他们的视角看到世界的多元性，提出比答案更重要的好问题，在不确定的时代中领先起跑。

湛庐阅读 App：与最聪明的人共同进化

　　有人常常把成本支出的焦点放在书价上，把读完一本书当作阅读的终结。其实不然。

时间是读者付出的最大阅读成本

怎么读是读者面临的最大阅读障碍

"读书破万卷"不仅仅在"万"，更重要的是在"破"！

　　现在，我们构建了全新的"湛庐阅读"App。它将成为你"破万卷"的新居所。在这里：

● 不用考虑读什么，你可以便捷找到纸书、电子书、有声书和各种声音产品；

● 你可以学会怎么读，你将发现集泛读、通读、精读于一体的阅读解决方案；

● 你会与作者、译者、专家、推荐人和阅读教练相遇，他们是优质思想的发源地；

● 你会与优秀的读者和终身学习者为伍，他们对阅读和学习有着持久的热情和源源不绝的内驱力。

下载湛庐阅读 App，
坚持亲自阅读，
有声书、电子书、阅读服务，
一站获得。

本书阅读资料包

给你便捷、高效、全面的阅读体验

本书参考资料

湛庐独家策划

☑ **参考文献**
为了环保、节约纸张，部分图书的参考文献以电子版方式提供

☑ **主题书单**
编辑精心推荐的延伸阅读书单，助你开启主题式阅读

☑ **图片资料**
提供部分图片的高清彩色原版大图，方便保存和分享

相关阅读服务

终身学习者必备

☑ **电子书**
便捷、高效，方便检索，易于携带，随时更新

☑ **有声书**
保护视力，随时随地，有温度、有情感地听本书

☑ **精读班**
2~4周，最懂这本书的人带你读完、读懂、读透这本好书

☑ **课　程**
课程权威专家给你开书单，带你快速浏览一个领域的知识概貌

☑ **讲　书**
30分钟，大咖给你讲本书，让你挑书不费劲

湛庐编辑为你独家呈现
助你更好获得书里和书外的思想和智慧，**请扫码查收！**

(阅读资料包的内容因书而异，最终以湛庐阅读App页面为准)

图书在版编目（ＣＩＰ）数据

分心的优势 / （美）爱德华·哈洛韦尔
(Edward M. Hallowell)，（美）约翰·瑞迪
(John J. Ratey) 著；刘小溪译. -- 杭州：浙江教育
出版社，2023.4
ISBN 978-7-5722-5547-2

Ⅰ. ①分… Ⅱ. ①爱… ②约… ③刘… Ⅲ. ①多动症
—诊疗 Ⅳ. ①R741

中国国家版本馆CIP数据核字(2023)第041136号

浙江省版权局
著作权合同登记号
图字:11-2023-094号

上架指导：心理学 / 注意力管理

分心的优势
FENXIN DE YOUSHI

[美] 爱德华·哈洛韦尔（Edward M. Hallowell）　约翰·瑞迪（John J. Ratey）　著
刘小溪　译

责任编辑：李　剑
文字编辑：周涵静
美术编辑：韩　波
责任校对：余理阳
责任印务：陈　沁
封面设计：ablackcover.com
出版发行：浙江教育出版社（杭州市天目山路 40 号　电话：0571-85170300-80928）
印　　刷：石家庄继文印刷有限公司
开　　本：710mm ×965mm 1/16
印　　张：13.5
字　　数：160 千字
版　　次：2023 年 4 月第 1 版
印　　次：2023 年 4 月第 1 次印刷
书　　号：ISBN 978-7-5722-5547-2
定　　价：79.90 元

如发现印装质量问题，影响阅读，请致电 010-56676359 联系调换。